Beiträge zur Psychologie und Psychopathologie der Brandstifter

Von

Dr. med. **Heinrich Többen**
Beauftragter Dozent für gerichtliche Psychiatrie
an der Westfälischen Wilhelms-Universität in Münster i. W.

Berlin
Verlag von Julius Springer
1917

Softcover reprint of the hardcover 1st edition 1917

ISBN-13: 978-3-642-47308-1 e-ISBN-13: 978-3-642-47758-4
DOI: 10.1007/978-3-642-47758-4

Vorwort.

Die folgende Schrift setzt sich zum Ziel, die Kenntnis des Verbrechens der Brandstiftung durch individualpsychologische und psychiatrische, an einem größeren Material ausgeführte Untersuchungen zu erweitern und zu vertiefen. Besonderer Wert wurde auf die Beziehungen der Brandstiftungen zum Kriege und auf ihre volkswirtschaftliche Bedeutung gelegt, deren Studium durch das Entgegenkommen des Generaldirektors der Westfälischen Provinzial-Feuer-Sozietät ermöglicht wurde.

Den in der Arbeit erwähnten Behörden und Forschern, die den Verfasser durch Überlassung der einschlägigen Akten sowie durch wertvolle Beiträge und Anregungen unterstützten, sei an dieser Stelle der ergebenste Dank ausgesprochen.

Der Verfasser.

Inhaltsverzeichnis.

Druckfehlerberichtigung.

Seite 15: 15. Zeile von oben statt „ähnlichen Anzeichen“ lies: „ähnliche Anzeichen“.

Seite 103: Anm.[1]): Statt „Professor W. Jacobi“ lies: „Prof. Dr. Jacobi“, statt „Prof. Dr. Hiß“ lies: „Prof. Dr. His“.

Többen, Brandstifter. 14. 5. 17. 0. 65.

Einleitung.

Neben dem Tode, dem Zerstörer des menschlichen Lebens, spielt das Feuer als Vernichter des Eigentums in der Volksüberlieferung eine große Rolle. Der Graus vor dem Knochenmann und die Furcht vor dem roten Hahn, der plötzlich auf des Hauses First seine Flügel schlägt, hat zu allen Zeiten den Vorstellungskreis der Menschen beschäftigt. Sie kehren deshalb vielfach in Vorgeschichten als „Objekt des sog. zweiten Gesichtes"[1]) wieder. Interessant ist in dieser Beziehung der von Swedenborg im Geiste vorhergesehene Brand von Stockholm, der im Jahre 1759 stattfand[2]).

Wie nun das Volksempfinden sich besonders vor dem gewaltsam herbeigeführten Tode, dem Morde, scheut, so fürchtet es sich auch in hohem Maße vor dem in böswilliger Absicht herbeigeführten Feuer, dem Verbrechen der Brandstiftung. In der schwäbischen Volksphantasie schuf diese Angst den sagenhaften Feuerreiter, der von Mörike dichterisch behandelt ist. Auch in der germanischen Volkssage begegnen wir der Brandstiftung. So läßt Kriemhild am Hofe Etzels Feuer an den Saal legen, in dem die Nibelungenhelden kämpfen. Sie wollte an Hagen und ihren Brüdern den Tod Siegfrieds rächen. In der Frithjofs-Sage steckt König Helge Framnäs, das reiche Erbe Frithjofs, in Brand, weil er dem Freisassen die Hand der Schwester Ingeborg nicht gönnt. Auch in der Legende wird der Brandstiftung Erwähnung getan: Die Einwohner von Celtus steckten die Ernte in Brand und wurden vom hl. Remigius mit Kropf bestraft[3]).

Geschichtliche Bemerkungen. In der Geschichte wird die Brandstiftung naturgemäß des öfteren erwähnt. Eine erschöpfende historische Darstellung liegt jedoch außerhalb des Rahmens dieser Arbeit. Es sollen vielmehr nur einige bemerkenswerte Fälle angeführt werden.

So sei aus rein historischen und auch aus ärztlichen Gesichtspunkten hingewiesen auf die Brandstiftung, deren der römische Kaiser Nero von seinen Zeitgenossen bezichtigt wurde.

„Über den Brand Roms sind die klassischen Stellen: Tacit. XV, 38—44; Sueton, Nero 38; Cassius Dis. LXII, 16—18. Die beiden letztgenannten behandeln es als eine gesicherte Tatsache, daß Nero das Feuer habe anlegen lassen. Nach Tacitus dagegen schwankten die Zeitgenossen, ob es angelegt oder zufällig entstanden sei. Nach seiner Angabe befand sich Nero während des Brandes nicht in Rom, sondern in Antium. Er erzählt, daß der Kaiser bei dieser

---

[1]) Zurbonsen, Das zweite Gesicht. Köln, 3. v. Aufl.

[2]) Immanuel Kant, Träume eines Geistessehers. Ausg. Hartenstein II, S. 323.

[3]) A. Hincmarus, Vita Sancti Remigii Archiep. Remensis † 532. Script. rerum meroving. III, 250—341.

Gelegenheit den Brand Trojas besungen habe, aber nicht angesichts des Feuers, sondern in jener kleinen Villenstadt, in der man freilich den Feuerschein von Rom herüber gesehen haben muß. Doch berichtet er von diesem Gesange nur als von einem Gerücht. Auch stimmt er darin mit den anderen überein, daß man Leute gesehen habe, die Fackeln in die noch nicht brennenden Häuser warfen und das Löschen mit der Erklärung hinderten, daß sie in höherem Auftrage handelten.

Als Motiv setzte man bei Nero voraus, daß er sich den Ruf einer Neugründung Roms zuschreiben wollte. Er selbst leugnete natürlich seine Schuld und suchte sie dadurch von sich abzuwälzen, daß er sie auf die allgemein verhaßten Christen schob und zum erstenmal eine Verfolgung gegen sie entfesselte."

Seeck-Münster i. W., dem ich diese Mitteilungen über den Brand Roms verdanke, ist der Meinung, es sei keine ganz sicher beglaubigte Tatsache, daß Nero Rom habe anzünden lassen. Fest steht nur, daß man es im Publikum glaubte und daß man ihn einer solchen Tat für fähig hielt. Er dürfte aber nach Seeck die Brandstiftung wirklich verübt haben, denn er benutzte den Brand, um Rom völlig umzubauen, namentlich aber, um Platz zu gewinnen für den ungeheueren Kaiserpalast, den er über den Trümmern mit unerhörter Pracht und in unerhörter Ausdehnung errichten ließ. Auch daß er andere Schuldige in den Christen unterschob, deutet auf eigene Schuld hin. Von psychologischem Interesse ist die Tatsache, daß Kanngießer[1]) bei Nero die Brandstiftung wie auch seine grausame Erotik ursächlich auf eine wahrscheinlich vorhanden gewesene Epilepsie zurückführt.

Sehr schwer zu deuten ist der Beweggrund zur Brandlegung am Tempel von Jerusalem, der im Jahre 70 n. Chr. durch Feuer vernichtet wurde. Neben der Darstellung des Josefus Flavius[2]), wonach Titus selbst den Befehl zur Vernichtung von Stadt und Tempel gegeben hat, liegen noch zwei andere Überlieferungen vor. Die eine nimmt an, ein Soldat habe das Feuer gegen den Befehl des Titus in den Tempel geworfen[3]), die andere, die Belagerten hätten den Tempel selbst über sich angezündet[4]).

Der im September des Jahres 1666 stattgehabte Brand von London wurde „durch die Katholiken gestiftet"[5]).

Die Stadt Tangermünde wurde im September 1671 durch 6 Mordbrenner in Brand gesteckt. 486 Wohnungen und 53 mit Getreide angefüllte Scheunen wurden in Asche verwandelt[6]). In diesem Zusammenhange sei noch kurz hingewiesen auf eine Brandstiftung, welcher im Jahre 1723 eine Vorstadt Frankfurts an der Oder zum Opfer fiel. Dieses Verbrechen wurde eingehend von Wellmann im Jahre 1725 beschrieben in einem Buche mit dem Titel: „Das von der göttlichen Regierung an den Mordbrennern, welche in der Nacht zwischen dem 19. und 20. Mai 1723 die Lebusische Vorstadt Frankfurts an der Oder an 5 Orten an-

---

[1]) Dr. Friedrich Kanngießer, Die Pathographie der Julisch Claudischen Dynastie. Archiv f. Psych. u. Nervenkrankh., Bd. 53, Heft 1.

[2]) Josefus Flavius, Bellum Judaicum 7, 1, 1.

[3]) Holzhammer, Handbuch zur biblischen Geschichte, Bd. 2, S. 667.

[4]) Darstellung von Düsterwald, Wetzer und Welter, Kirchenlexikon Bd. 2, S. 1311.

[5]) G. Sticker, Die Pest Bd. I, S. 180.

[6]) Pohlmann, 301—302.

gesteckt, bewiesene Denkmal der schweren plötzlichen Rache, da der allwissende Gott die Brandstiftung wunderbar entdeckt und sechs Personen von den Brandstiftern zur wohlverdienten Strafe hat bringen lassen. Aus den weitläufigen Inquisitionsaktis nebst erbaulichen Gedanken über die exekutierten Mordbrenner".

Über den bekannten Brand Moskaus habe ich von Professor Daenell-Münster i. W., folgende Mitteilungen erhalten: „Rostoptschin hat 1812 durch Proklamationen und Reden das Volk zu Greueltaten gegen die Fremden aufgereizt. Er hat seinen eigenen Palast bei Moskau in Asche legen lassen, damit er nicht in die Hand der Fremden falle. Er hat auch das angebliche Verdienst für sich beansprucht, wie man sagt, die Moskauer Brandstiftung veranlaßt zu haben, als man nämlich in der Verbrennung der Hauptstadt eine verdienstliche Handlung sehen wollte. Als sich die Auffassung hierüber änderte, hat er seine Beteiligung in Abrede gestellt (vgl. seine Schrift: La verité sur l'incendie de Moscou. Paris 1823 und andererseits Varnhagen von Ense, Denkwürdigkeiten Bd. IX). Als historisch gesichert ist Rostoptschins Rolle beim Moskauer Brande nicht zu betrachten. Der Brand dürfte kein Werk des Zufalls, aber auch nicht vorbedacht gewesen sein. Mancher arme Teufel mag, als er fliehend sein Holzhäuschen verlassen mußte, voll Wut, wie Rostoptschin selbst, daran gedacht haben, daß da nun ein Feind hausen werde, und, um das zu verhindern, den Brand ins eigene Haus geworfen haben. Die leichte Bauart der östlichen Städte hat dann dem Feuer, das vielleicht durch plündernde Kosaken noch geschürt und durch Wind begünstigt wurde, Vorschub geleistet, bis es an den Steinwänden des Kreml keine Nahrung mehr fand und in sich zusammensank."

Während der Belagerung von Paris im Jahre 1871 wurden von den Kommunarden das Rathaus und mehrere Stadtteile in Brand gelegt. Surbled[1]) hebt den bemerkenswerten Umstand hervor, daß unter den Mordbrennern Frauen festgestellt wurden, die als hysterisch bekannt waren.

Die Geschichte berichtet uns auch über Brandstiftungen, die von wandernden Völkerscharen und von Heeresmassen verübt wurden und aus einzelnen Geschichtsperioden sich auffallend abheben.

Hervorgehoben seien hier die Hunnen- und die Vandalenzüge, der Sacco di Roma im Jahre 1527, wodurch die Renaissance schwer getroffen wurde, die Mordbrennereien der Schweden im 30 jährigen Kriege, der Vernichtungskampf französischer Banden gegen deutsche Landschaften und deutsche Kultur in den französischen Raubkriegen unter Ludwig XIV., denen u. a. das Heidelberger Schloß mit den meisten Rheinburgen zum Opfer fiel.

In Deutschland hat zeitweilig die Brandstiftung infolge einer starken Zunahme des Vagabundentums, des Bettlerunwesens und infolge der Berufslosigkeit der aus dem Dienst entlassenen Landsknechte, der sog. „gartenden" Knechte förmlich grassiert. Diese umherschweifenden Landsknechte, für die nach dem Geschichtsschreiber Aventin nicht genügend gesorgt wurde, begnügten sich vielfach nicht mit Plündern und Rauben, sondern legten auch Feuer in die reifen Saaten. Im Jahre 1576[2]) verwarnte Markgraf Philipp der

[1]) Surbled, Die Moral in ihren Beziehungen zur Medizin und Hygiene, Bd. 2, S. 58. Übers. v. Sleumer, erschienen bei Borgmeier in Hildesheim.

[2]) Vgl. Roth v. Schreckenstein i. d. Zeitschr. f. d. Gesch. des Oberrheins.

Zweite die Untertanen wegen der „Mordbrenner", welche sich abermals zusammengeschlagen hätten. Im nächsten Jahre folgten drei neue Erlasse gegen eine gefährliche Mordbrennergesellschaft, welche sich durch rote Knöpfe auf den Hüten bemerklich machte. In Eßlingen wurden im Jahre 1528 vier Mordbrenner verhaftet und gerädert. Trotzdem nahm der Mordbrand immer mehr zu und die Mordbrenner ließen sich überall auf dem Lande und in den Städten sehen. Im Jahre 1540 hielt eine Mordbrennerbande zu Eßlingen ihre Zusammenkünfte[1]). Nach einer Nachricht aus dem Jahre 1591 gesellten sich zu all dem andersartigen losen Gesindel zum Schrecken der Bauern in Baden wie anderwärts die Zigeuner, welche rottenweise in die Dörfer fielen und durch Brand und Einbruch viel Schaden anrichteten[2]). In einer Verordnung des Herzogs Christoph vom Jahre 1556 wird die damalige öffentliche Unsicherheit in Württemberg folgendermaßen gekennzeichnet: „Wir befinden täglich, daß die mordbrennerischen Buben ihr mörderisch Fürnehmen ins Werk bringen, nicht allein etliche Häuser und Scheunen, sondern ganze Flecken, Dörfer und Schlösser seien durch angelegtes Feuer verzehrt worden und zwar also eilends geschwind und unversehens, daß auch etwa die Alten nicht entfliehen konnten und samt den jungen Kindern jämmerlich und erbärmlich verkommen und verbrennen mußten."[3]) Auch in Hessen legten Bettler und herrenloses Gesindel Brand an, und in Sachsen nahm selbst unter dem gestrengen Kurfürsten August neben der Wegelagerei und dem Straßenraub auch der Mordbrand fortwährend zu. „Die durch lose Buben und Mordbrenner verursachten Brände nehmen so überhand, daß dadurch unersetzlicher Schaden entstand."[4]) Um das Jahr 1616 wurden „durch das Laster des Mordbrandes viele Städte, Flecken und Dörfer in großen, fast unüberwindlichen Schaden, ja teils gänzlichen Verderb und Untergang gesetzt".[5]) „Im Harz grassierten um das Jahr 1586 gewaltige Mordbrennerbanden derart, daß schier niemand auf dem Lande sich mehr sicher wußte, viele Schutthaufen und Trümmer zu sehen waren und in sehr vielen Dörfern gar kein Getreidig gezogen werden konnte und zu finden war. Im Jahre 1590 brannten mehrere Wochen hindurch alle Holzungen in den Grafschaften Wernigerode, Regenstein, Hohenstein und im Gebiete des Bischofs von Halberstadt. Die Städte Heringen und Suhl wurden durch angelegtes Feuer vollständig ausgebrannt.[6]) Auch in Mecklenburg wütete der Mordbrand. Ein herzogliches Rundschreiben vom Jahre 1577 machte allen Ortsobrigkeiten die Zeichen der Mordbrenner und der Diebe bekannt, welche angeblich von ausländischen Potentaten und heimlichen Feinden ausgesandt waren, Städte und Dörfer mit Brand zu verheeren.[7]) Im Jahre 1569 setzte ein Landtagsabschied in Pommern-Stettin das ganze Land in Schrecken durch einen „aus anderen Landen und fürstlichen Höfen beglaubigten Bericht, daß nicht weniger als 700 Mordbrenner aus Deutschland bestellt seien und allbereits Städte,

---

1) Reyscher 12, 295 (Pfaff, Gesch. von Eßlingen 168—169.)

2) J. Bader, Gesch. der Stadt Freiburg 2, 88.

3) Reyscher, 12, 295.

4) Landau, Materielle Zustände 339—440 und Codex Augusteus 1. 54, 155, 158, 690, 1405—1415.

5) Tholuck, Das kirchliche Leben 220. Heydenreich 275.

6) Winnigstädt's Chron. Halb. bei Abel 422.

7) Lisch, Jahrbücher 26, Quartal- und Schlußbericht 19. Über die gartenden Knechte und Landstreicher in Mecklenburg vgl. Frank, Buch 12, 64, 93, 94.

Flecken und Dörfer mit Feuer angezündet hätten".[1]) In Brandenburg beklagten sich im Jahre 1542 die Landstände über die vielen fremden Bettler, welche des Mordbrandes beflissen seien.[2])

Ähnliche Verwüstungen erlitt Deutschland durch Brandstiftungen von Landsknechtsscharen im 30jährigen Kriege. Ein drastisches Bild gibt uns über diese Zustände Grimmelshausen in seinen „Abenteuern des Simplicius Simplicissimus". In dem Buche „Das deutsche Gaunertum" von Friedrich Christian Benedikt Ave-Fallement[3]) wurde seinerzeit eine kurze Geschichte des Kriminalprozesses wider den Brandstifter Joh. Christoph Peter Horst und dessen Geliebte, die unverehelichte Friederike Louise Christiane Delitz, von H. L. Hemmann, Berlin 1818, gegeben. Das Buch bietet eine interessante Übersicht über die Menge von Brandstiftungen, welche dem Horst, der Delitz und seiner vorzüglich in der Mark hausenden Bande zur Last fallen, ohne daß man über die Bande selbst Näheres erfährt. Horst zog mit seinen Genossen als Räuber und Einbrecher umher und legte Feuer an, nicht etwa aus irgendeiner Leidenschaft oder Manie, sondern um unter Begünstigung des Feuertumultes zu stehlen. Fünfundvierzig Städte und Dörfer wurden in dieser Weise von Horst durch Brandstiftungen heimgesucht. Zehn Menschen verloren auf schreckliche Weise ihr Leben in den Flammen. Der Schaden, welcher durch die Brandstiftungen angerichtet wurde, belief sich auf mehr als 300 000 Taler, und der ganze Gewinn des Horst erreichte nicht den Betrag von 500 Talern. Die Delitz, welche u. a. das gräßliche Feuer in Schönerlinde (23.—24. August 1810) anlegte, das fünf Personen das Leben kostete, hatte keinen anderen Vorteil als freie Zeche. Horst wurde mit der Delitz am 18. Mai 1813 bei Berlin lebendig verbrannt.

Die kleine Schrift erfaßt die Eigenart beider Verbrecher und erhebt sich über den dürren Referentenstil hinaus zur lebendigen psychologischen Schilderung.

---

[1]) Dähnert, I. 553.

[2]) Winter, Märkische Stände 19, 592.

[3]) Leipzig, F. A. Brockhaus, 1858.

Medizinische und kriminalistische Literatur.

Die ärztliche Wissenschaft hat sich erst verhältnismäßig spät mit der Brandstiftung beschäftigt. Erst zu jener Zeit, als die jetzt längst begrabene Lehre Esquirols über die Monomanien, d. h. Willenskrankheiten, in voller Blüte stand, und als man nur zu sehr geneigt war, die rechtswidrigen Handlungen eines Menschen, dessen Geisteszustand dem Richter Zweifel erweckte, als den Ausfluß eines besonderen Triebes anzusprechen, glaubte man auch für die Brandstiftung einen besonderen Trieb annehmen zu müssen, der als Pyromanie bezeichnet wurde. Esquirol selbst hat allerdings keinen einzigen Fall von Pyromanie beobachtet[1]).

Von geschichtlich medizinischem Interesse dürfte die Tatsache sein, daß das Wort Pyromanie im Jahre 1741 von Christianus Ludovicus Willichius[2]) in einer gelehrten Dissertation über die Geschichte der Chemiatrie und ihrer Verirrungen in einem völlig anderen Sinne gebraucht wurde. Die Stelle ist diese: „Est ergo Pyromania illud vitii genus, quo medici multi ex variis causis pyrosophiae usum in physica et medicina ultra quam par est, extendunt." Während nun die „Pyrosophia" vulgo Chemia (pag. 1) von ihm als die vernünftige Anwendung der Scheidekunst in der Medizin bezeichnet wurde, verstand Willichius unter der „Pyromanie" im Einverständnis mit dem damaligen Dekan der Greifswalder medizinischen Fakultät Christian Stephan Scheffel ihre übertriebene Bewertung. Die „Pyromanen" unter den Ärzten wurden aus Jatrochemikern Chemicaster: „Medicina ex pyrosophia in pyromaniam incidit" (pag. 4). Sie lehrten, das corpus humanum sei ein laboratorium chemicum (pag 78) und alle Pathologie wurde von ihnen auf das Salsum muriaticum oder das Salsum amoniacale zurückgeführt. Im Laufe der Zeit hat der Begriff Pyromanie eine völlige Umänderung erfahren und ist der Wortbildung entsprechend auf die Brandstiftung angewandt worden.

Während nun die Entdeckung der Brandstiftungsmonomanie früher meistens Platner zugeschrieben wurde, wies Professor Beer in Wien, wie in der Real-Encyklopädie der gesamten Heilkunde Eulenburgs im Jahre 1880 von L. Blumenstock ausgeführt wurde, darauf hin, daß nicht Platner, sondern Osiander die Ehre der Vaterschaft gebühre.

Osiander[3]) und später Henke[4]) bauten die Lehre von der Pyromanie zuerst weiter aus, derzufolge man eine bei jugendlichen Individuen, besonders bei weiblichen, während des Eintritts der Pubertät häufig auftretende Psychose

[1]) Die Geisteskrankheiten in Beziehung z. Medizin u. Staatsarzneikunde Berlin 1838.

[2]) Dissertatio medica de Pyromania, quam consensu facultatis medicae praeside Christiano Stephano Scheffelio in auditorio majori publico examini submittit Christianus Ludovicus Willichius. Gryphiswaldiae 1741. (Diese Quelle verdanke ich G. Sticker).

[3]) Über den Selbstmord. Hannover 1813.

[4]) Henke-Koppes Jahrbuch d. St. A. K., Bd. 10. 1817.

verstand, welche sich unter der Erscheinung einer unwiderstehlichen Feuergierde äußerte. Die Ursache dieser so häufig beobachteten Feuerlust führten die beiden Autoren auf eine Affektion des Gehirns und unregelmäßige körperliche Entwicklung zurück.

Diese Lehre, welche nahezu 50 Jahre von allen maßgebenden Persönlichkeiten vertreten wurde, erhielt durch ein Reskript des Preußischen Justizministeriums[1]) vom 6. September 1824 ihre amtliche Bestätigung, und seitdem wurde in jeden jugendlichen Brandstifter als Beweggrund zur Tat die Feuergier gewissermaßen hineinexaminiert, und jede bejahende Antwort galt als ein neuer Beweis für das Vorhandensein einer Pyromanie. Die Bibliotheca medicinae forensis von Wildberg, Berlin 1819, enthält nichts über Brandstiftung.

Besonders vertrat Platner[2]) die Lehre von der Pyromanie. Unter der Amentia occulta verstand er keine bestimmte Krankheit, sondern alle möglichen Geistesstörungen, die aber im Beginn ihres Verlaufes nicht ohne weiteres den Verstand stören. In seinen Gutachten sprach er auch von Brandstiftern, die entweder infolge einer bestimmten krankhaften Idee zur Tat veranlaßt werden oder aus instinktartigen Antrieben handeln, um ein Mittel gegen ihre Angst zu finden. Diese Angst ist sehr häufig; sie ist kein Beweis für die Geistesstörung und nur bei der Epilepsie von besonderer Bedeutung. Nach Platner werden die meisten Brandstiftungen, die nicht aus Zorn oder Rachgier unternommen werden, von Kindern und namentlich von Mädchen ausgeführt. Zur Begründung weist er hin auf die in Reizungen des Gehirns und Nervensystems sowie in „Drängnissen des Blutes" begründete Niedergeschlagenheit, die zuweilen in Tollheit oder Torheit übergeht und nicht selten beim Eintritt der Pubertät in die Erscheinung tritt. Werden solche Verbrechen ausgeführt, ohne daß ein bewußter Zweck zu erkennen ist, so liegt nach seiner Ansicht Wahnsinn vor.

Meckel[3]) gebrauchte zuerst das Wort Brandstiftungstrieb und bezeichnete diesen als eine neue Krankheit.

Vogel[4]) sieht den Brandstiftungstrieb nicht als psychische Krankheit an. Derselbe gehe vielfach aus strafbaren Ursachen hervor. Von großem Einflusse sei jedoch die Pubertätsentwicklung. Das Wesen des Brandstiftungstriebes bestehe in dem innerlichen unüberwindlichen Drang zum Anlegen von Feuer ohne jegliche Absicht und Ursache.

Masius[5]) sagt, man dürfe nicht in allen Fällen bei jugendlichen Brandstiftern einen krankhaften Brandstiftungstrieb annehmen, obschon bei einer großen Anzahl von solchen Fällen die Unfreiheit des Handelns klar zutage träte. Er unterscheidet scharf zwischen Brandstiftungen aus krankhaften und normalen Antrieben. Bei jungen Brandstiftern sei der krankhafte Trieb nur in der Minderzahl nachweisbar.

Flemming[6]) verwarf die Lehre vom krankhaften Brandstiftungstrieb

---

[1]) v. Kamptz, Jahrbücher, 24. Bd. S. 155.

[2]) Dementia occulta observatio quae dam. Berlin 1824.

[3]) Beiträge zur gerichtsärztl. Psychologie. Halle 1820, S. 155.

[4]) Ein Beitrag zur gerichtsärztl. Lehre von der Zurechnungsfähigkeit. Stendal 1825, S. 155.

[5]) Erörterungen aus dem Zivil- und Kriminalrechte. Rostock 1825, Heft 2, S. 84.

[6]) Horns Archiv f. mediz. Erfahrungen 1830, S. 256.

Er hielt das Vorhandensein einer Feuerlust für nicht erwiesen. Die meisten Brand stiftungen von jugendlichen Personen gehen aus normalen Motiven hervor. Hätte der Brandstifter infolge eines geistigen Defektes gehandelt, so wäre das nichts Spezielles, und er hätte gerade so gut ein anderes Verbrechen begehen können. Man könnte dann nur von einer zufälligen Form der krankhaften Seelenäußerung reden.

Meyn[1]) trat ebenfalls gegen die Pyromanie auf.

Henke[2]) suchte nochmals die Pyromanie zu begründen. Er brachte die instinktmäßige Feuerlust und Lichtgier mit einer unregelmäßigen Entwicklung der Geschlechtstätigkeit in Verbindung. Wenn sich auch bei den meisten Brandstiftungen jugendlicher Personen strafbare Motive ergeben hätten, so könnte man doch nicht leugnen, daß es eine krankhafte Feuerlust gebe. Nehme man dieselbe an, so müsse nicht bloß die Pubertätsentwicklung zeitlich mit der Brandstiftung zusammenfallen, sondern sie müsse sich auch in krankhaften, wenn auch nur periodischen Erscheinungen des Körpers und des Geistes äußern.

Auch Friedreich (Systematisches Handbuch der gerichtlichen Psychologie 1835) trat für die Pyromanie ein.

Siebenhaar[3]) bezeichnet mit Brandstiftungstrieb die aus einer krankhaften Seelenstimmung eigentümlicher Art hervorgehende Neigung zum Feuerlegen, die hauptsächlich bei jugendlichen Personen in die Erscheinung tritt. Er hält es aber für fraglich, ob die von jugendlichen Personen verursachten Brandstiftungen wirklich häufiger seien, als die erwachsener Individuen.

In dem eben genannten Werke Siebenhaars fand ich eine sehr inhaltreiche Kasuistik der damals veröffentlichten Literatur über Brandstiftungen Jugendlicher und gebe sie nachstehend in gekürzter Form schon aus dem Grunde wieder, weil meines Wissens bislang in den Arbeiten über Brandstiftung diese Quellen wenigstens zum Teil nicht genügend berücksichtigt wurden:

Hitzig, Annalen d. deutsch. u. ausl. Kriminalrechtspflege, Heft 13, S. 31. Unter 8 Brandstiftungen, die in 10 Jahren in einer Provinz vorkamen, sind 4 von 14—16jährigen Mädchen verübt worden.

Klein, Annalen d. Gesetzgebung u. Rechtsgelehrsamkeit in d. Preuß. Staaten, Bd. 7, Nr. 4, S. 37. Die 10jährige L. Sumpf legte Feuer an.

Ebendaselbst Nr. 5, S. 55. Die jugendliche Schulz hatte bis zu ihrem 12. Lebensjahre drei Brandstiftungen verübt.

Ebendaselbst Bd. 12, S. 53. Die 17jährige Bauernmagd Kalinowska kehrte von einem Tanze sehr erhitzt zurück und wurde plötzlich von dem Gedanken ergriffen, Feuer anzulegen. Von diesem Gedanken konnte sie sich nicht eher wieder befreien, bis sie, um ihre Angst loszuwerden, nach drei Tagen wirklich Feuer anlegte, worauf sich ihrer eine nie empfundene Freude bemächtigte.

Ebendaselbst S. 69. Der 16jährige Sutermann steckte die Besitzung seines Dienstherrn in Brand, um ihm einen Possen zu spielen, weil er von demselben mißhandelt worden war.

Ebendaselbst S. 90. Der noch nicht über 14 Jahre alte Heinecke zündete aus Rache wegen erhaltener Züchtigungen und aus Sehnsucht nach seiner elterlichen Heimat den Pferdestall seines Dienstherrn an.

Ebendaselbst S. 126. Die noch nicht 18jährige Grabowska legte zweimal Feuer an, weil sie sich nach Hause sehnte und um aus dem Dienste fortzukommen.

Ebendaselbst Bd. 13, S. 131. Eine 22jährige Bauernmagd legte tiefsinniges Benehmen, langes Verweilen in Gedanken und Schreien im Schlafe an den Tag und verübte eine dreimalige Brandstiftung.

[1]) Henkes Zeitschr. f. d. St. A. K. 1831, Heft 14, S. 240.

[2]) Ebendaselbst S. 189.

[3]) Siebenhaar, Handb. d. gerichtl. A. K., Bd. 1, Leipzig 1838.

Ebendaselbst S. 176. Durch Abneigung gegen den Dienst bei einem Kuhhirten, durch Sehnsucht nach der Heimat und Rache gegen ihre Dienstherrin wurde die $12^1/_2$jährige Kastdorf zur Brandstiftung veranlaßt.

Ebendaselbst Bd. 14. S. 19. Die 15jährige Draeger legte Feuer an, um nach Hause zu kommen und aus Unzufriedenheit mit der Dienstherrschaft.

Ebendaselbst S. 289. Bei der 16jährigen Wischnewska lagen dieselben Motive vor.

Ebendaselbst Bd. 16, S. 141. Die 22 Jahre alte Eva Schebowska verübte vier Brandstiftungen und will von einer gewissen Unruhe zu diesen Verbrechen getrieben worden sein.

Ebendaselbst Bd. 20, S. 4, 16 und 82. Aus Sehnsucht nach der Heimat und aus Unzufriedenheit mit ihren Dienstverhältnissen begingen die $12^1/_2$jährige Konnrowska, die 14jährige Flor und die 11jährige Hartmann die Brandstiftung.

E. Platner, Quaest. medic. for. Part. III. Ed. Choulant (Quaest. II), „De amentia occulta alia observatio.“ Eine 17jährige Bauernmagd, welche seit ihrem 4. Lebensjahre an Krämpfen, die später in wahre Epilepsie übergingen, litt, verübte nach ihrer Aussage auf Antrieb einer inneren, sie unaufhörlich verfolgenden Stimme, welche ihr geboten habe, Feuer anzulegen und sich das Leben zu nehmen, zweimal Brandstiftung. Das erstemal sah sie dem Feuer ruhig zu, während sie das zweitemal die Gefahr selbst anzeigte und bald darauf versuchte, sich das Leben zu nehmen.

Ebendaselbst Part. VII. (Ed. Choulant, Quaest. 8.) „De venia aetatis observatio.“ Die 14jährige Clar legte Feuer an, weil sie von ihrer Dienstherrin mißhandelt worden war.

Ebendaselbst Part. XII. (Ed. Choulant, Quaest. 13.) „De excusatione aetatis observatio.“ Um aus dem Dienst zu den Eltern nach Hause gehen zu können, verübte die 14jährige Roßwein innerhalb eines Jahres zwei Brandstiftungen.

Ebendaselbst Part. XV. (Ed. Choulant, Quaest. 16.) „De amentiae probandae argumento vere ac falso suspecto I. De fatuitate.“ Die 17jährige Kleinbarth steckte mehrmals Feuer an, um vom Dienste fortzukommen.

Ebendaselbst Part. XVII. (Ed. Choulant. Quaest. 18.) „De judiciis medicorum publicorum III.“ Der 18jährige Stellmacherlehrling Bartheim legte binnen 4 Monaten 16mal Feuer an und ergötzte sich an dem Schauspiel der zusammenlaufenden und hilferufenden Menschen.

Ebendaselbst Part. XXXIV. (Ed. Choulant, Quaest. 35.) „De excusatione fatuitatis III.“ Der 14jährige Naehle steckte die Scheune seines Dienstherrn in Brand, um den Dienst verlassen zu können.

Niemann, in Kopps Jahrbuch der Staatsarzneikunde, Jahrg. 6, S. 184. Bei einem 16jährigen Menschen artete eine unwiderstehliche Neigung zu Neckereien zuletzt in Brandstiftung aus. Man hatte an ihm große Verstandesschwäche, Stumpfsinn und Zerstreutheit bemerkt.

E. Platner, gerichtl. med. Gutachten über den Gemütszustand einer jungen Brandstifterin (in Kopps Jahrb. d. St.-A.-K., Jahrg. 10, S. 381). Die 15jährige Kubitzsch war für ihr Alter klein und wenig entwickelt.

Meding, Zwei Gutachten über die Zurechnungsfähigkeit zweier junger Brandstifter. (Neue Zeitschr. f. Natur- u. Heilkunde, Dresden 1830, Bd. 1, Heft 2, S. 324.) Die 16jährige zeigte eine unvollkommene Entwicklung, die 18jährige war zerstreut und in sich gekehrt.

Hinze, med.-gerichtl. Gutachten über die körperliche und geistige Ausbildung eines jungen (16jährigen) Brandstifters. (Henkes Zeitschr. f. d. St.-A.-K., Bd. 4, S. 399.) Er war körperlich, besonders aber geschlechtlich wenig entwickelt.

Fr. Merkel, ärztl. Gutachten über den zweifelhaften Gemütszustand der 16jährigen Brandstifterin Theresia H. „Sie war stumpfsinnig.“

Hermes, Gutachten über den Seelenzustand einer an unvollkommener Epilepsie leidenden (20 Jahre alten) Brandstifterin (ebendaselbst Bd. 20, S. 149.)

Meyn, a) Gutachten über den Gemütszustand und die Zurechnungsfähigkeit einer 18jährigen, bei Begehung des Verbrechens noch nicht menstruierten Brandstifterin (ebendaselbst 14. E.-Bd., S. 259). b) Gutachten über den Körper- und Gemütszustand eines $11^1/_2$jährigen Brandstifters, welcher schon früher Versuche des Selbstmordes gemacht hatte (ebendaselbst Bd. 22, S. 45). c) Gutachten über den Gemütszustand und die Zurechnungsfähigkeit einer 16jährigen menstruierten Brandstifterin (ebendaselbst Bd. 22, S. 317). Dieses Mädchen litt an Fluor albus und suchte den sehr früh erwachten Geschlechtstrieb auf die ausschweifendste Weise zu befriedigen.

J. L. Meyer, gerichtl.-med. Gutachten über die Zurechnungsfähigkeit einer zur Zeit der Brandstiftung 16jährigen Brandstifterin (ebendaselbst Bd. 23, S. 102). Das Mädchen menstruierte erst im 18. Jahre und war geistig wenig entwickelt.

Fischer, Begutachtung der Zurechnungsfähigkeit von zwei jugendlichen Brandstiftern (ebendaselbst Bd. 23, S. 147 und 159).

Hermes, Gutachten über den psychischen Zustand eines jugendlichen Brandstifters (ebendaselbst E.-Bd., S. 103).

Im Hesperus 1823, Nr. 198 ist von einer 14jährigen Brandstifterin die Rede, die von ihrem Lehrer als das mitleidsvollste Mädchen seiner Schule bezeichnet wird.

Allg. Anz. d. Deutschen v. 7. 9. 1833, Nr. 243. In den Monaten Mai/Juli 1833 kamen in Sachsen 17 Brandstiftungen zur Untersuchung, von denen in 5 Fällen die Täter das 15. Lebensjahr noch nicht überschritten hatten.

Correspondent von und für Deutschland v. 3. Nov. 1833. Ein 13jähriges Mädchen zündete in England ein Haus an und konnte keinen anderen Grund angeben, als daß es einmal ein recht großes Feuer sehen wollte.

Neues Archiv des Kriminalrechts 1833, Bd. 14, St. 3, S. 393. Ein in psychischer Hinsicht auf einer sehr tiefen Stufe stehendes 17jähriges Dienstmädchen legte mehrere Male Feuer an, ohne den Grund seines Triebes angeben zu können. Außerdem litt sie an Epilepsie und war geschlechtlich noch gar nicht entwickelt.

Ulrich, Gutachten des Königl. Rhein. Medicinal-Collegii über die Zurechnungsfähigkeit einer 19jährigen Brandstifterin (Henkes Zeitschr. f. d. St.-A.-K., Bd. 31, S. 119). Die Täterin hatte sich geistig und körperlich unvollkommen entwickelt und menstruierte unregelmäßig.

Horlacher, Krankhafter Brandstiftungstrieb eines 17jährigen Mädchens (ebendaselbst Bd. 32, S. 83). Sie war von Jugend auf schwächlich und geschlechtlich zurückgeblieben und trug ein stilles, in sich zurückgezogenes Wesen zur Schau.

N. F. A. Hansen, Über den sogenannten Brandstiftungstrieb. J. Pfaffs Mitteilungen aus dem Gebiete der Medizin. 2. Jahrgang, 1. Heft. Kiel 1833.

Richter[1]) hat 14 Fälle von jugendlichen Brandstiftern untersucht und hat keine Pyromanie feststellen können. Nur in einem früheren leichteren Fall konstatierte er Pyromanie. Nach seiner Ansicht kommt diese Krankheit sehr selten vor.

Casper[2]) hat den Versuch unternommen, die Pyromanie als einen Aberglauben aus der gerichtlichen Psychiatrie auszuschalten. Die Zahl der jugendlichen Brandstifter sei gar nicht so groß, es gäbe viel mehr jugendliche Diebe als jugendliche Brandstifter. In anderen Ländern habe man keine Pyromanie beobachtet. Bei den Brandstiftungen der Pyromanie lägen normale Motive vor, unter denen Nostalgie und Rachsucht den obersten Platz einnähmen. Wenn ein Motiv nicht nachzuweisen wäre, handle es sich nur um den Drang, sein „Ich" zur Geltung zu bringen.

Durch diese verdienstvollen Ausführungen Caspers und ein Gutachten der wissenschaftlichen Deputation in Berlin (1851) wurde die Aufhebung des obenerwähnten preußischen Ministerialreskripts veranlaßt, und die Pyromanie hat seitdem nur noch eine historische Bedeutung.

Willers-Jessen[3]) hat die ihm aus der Literatur zugänglichen Fälle von Brandstiftung kritisch untersucht und die Folgerung aus ihnen gezogen, daß ein spezifischer Brandstiftungstrieb, der auch von Brefeld (zitiert nach Limans Handbuch der gerichtl. Medizin 1876) abgelehnt wurde, nicht vorhanden sei.

---

[1]) Über jugendliche Brandstifter. Dresden u. Leipzig 1844.

[2]) Denkwürdigkeiten zur med. Stat. u. St.-A.-K. Berlin 1846, 7. Kapitel: Das Gespenst des sog. Brandstiftungstriebes.

[3]) Die Brandstiftungen in Affekten und Geistesstörungen. Kiel 1860.

Auch Flechner[1]) konnte bei der Untersuchung von 11 Fällen keinen besonderen Brandstiftungstrieb feststellen. Die Brandstiftungen müsse man, ebenso wie andere Handlungen Geisteskranker, aus ihrem krankhaften Zustande erklären.

Mechede[2]) gab der sehr anfechtbaren Ansicht Ausdruck, daß gewisse Veränderungen in bestimmten Gehirnbezirken den Brandstiftungstrieb veranlassen.

Auch Schürmayer[3]) befaßt sich mit dem Brandstiftungstrieb und sagt, daß dieser nicht nur aus eigennützigen Zwecken, sondern aus Affekten entstehe. Diese Affekte, welche bei gesunden Motiven zu Brandstiftungen werden können, seien Rachsucht, Eifersucht, Furcht, Unzufriedenheit, Heimweh und Mutwillen.

Wenn auch die Veranlassungen der Rachsucht oft nur geringfügig, ja kindisch seien, so könnten sich auch ganz gutartige Charaktere durch Charaktereigentümlichkeiten, wie übermäßige Empfindlichkeit, zur Brandstiftung aus Rachsucht hinreißen lassen. Die Eifersucht sei der Rachsucht nahe verwandt. Nicht bloß, um ein Verbrechen zu verdecken, sondern auch aus Furcht vor der Strafe würden Brandstiftungen ausgeführt in der Hoffnung, die Brandstiftung selbst verheimlichen zu können. Die Unzufriedenheit, welche namentlich bei unmündigen Individuen die Veranlassung zur Brandstiftung gäbe, könne auch mit Heimweh verbunden sein, beide Affekte seien aber in ihren Extremen immer noch zu unterscheiden. Daß Heimweh eine der häufigsten Veranlassungen zur Brandstiftung sei, findet nach Ansicht des Autors keine Bestätigung. Der Mutwille habe im allgemeinen keinen anderen Zweck als die Betätigung der Willenskraft, wenn auch der Wunsch nebenhergehe, andere in Schrecken und Erstaunen zu versetzen.

Liman sagt in seinem Handbuch der gerichtl. Medizin im Jahre 1876: „Die Pyromanie ist aus der gerichtlich-medizinischen Terminologie zu streichen.“

Arndt[4]) glaubt, es lasse sich nicht beweisen, daß ein Mensch durch einen inneren Drang zur Brandstiftung gezwungen werde. Wohl könnten dagegen Krankheitszustände unter begünstigenden Umständen den Brandstiftungstrieb in die Tat umsetzen.

Gieraud[5]) folgert aus einer Anzahl von Fällen, daß es keine Pyromanie gebe, wohl aber Brandstiftung bei Geisteskrankheiten aus verschiedenen Beweggründen.

Auch Blumenstock[6]) verwirft die Pyromanie als Krankheitsform. Nach seiner Ansicht sind vielmehr alle Kinder Pyromanen, und je weniger ein Kind geistig entwickelt sei, um so unvorsichtiger gehe es mit dem Feuer um.

Kraepelin[7]) dagegen macht die Störung der Intelligenz und den dadurch bedingten Mangel an Überblick über die Folgen des Tuns sowie die geringe Widerstandsfähigkeit gegen augenblickliche Affekte verantwortlich für die gemeingefährliche Handlung. Die Brandstiftung kommt hauptsächlich bei zwei Gruppen geistiger Störung vor, und zwar bei den pathologischen Zuständen,

---

[1]) Zur Lehre der Pyromanie. Österr. Zeitschr. f. Heilkunde 1871, Nr. 17.

[2]) Zur Pathologie und pathologischen Anatomie der Pyromanie. Allg. Zeitschr. f. Psych. 1873, Bd. 29.

[3]) Lehrbuch d. gerichtl. Medizin 1874, § 626.

[4]) Pyromanie oder nicht? Vierteljahrsschr. f. gerichtl. Medizin 1877, N. F. Bd. 26, S. 61.

[5]) Gerichtl.-med. Rundschau. Annal. medico-psycholog, Januar-März 1882.

[6]) Ger. Gutachten der med. Fak. Krakau. Przeglad Cerkarski 1885, Nr. 39.

[7]) Über Brandstiftung der Geisteskranken. Jahresber. d. Ges. f. Natur- u. Heilkunde in Dresden 1885/86.

die mit Abschweifung der Entwicklungshemmung der psychischen Funktionen einhergehen, und außerdem bei den eigentlichen psychischen Krankheiten, wo Wahnideen oder pathologische Affekte als Motive in Betracht kommen. Der Brandstiftungstrieb ist nach Kraepelin keine isolierte Störung, sondern nur ein Symptom verschiedenartiger krankhafter Vorgänge. Die Aufstellung einer besonderen Pyromanie ist deshalb einseitig. In seinem Lehrbuch der Psychiatrie[1]) weist er auf das Vorkommen des Brandstiftungstriebes in epileptischen und hysterischen Dämmerzuständen und in den Entwicklungsjahren bei leichteren oder ausgeprägterem Schwachsinn hin. Ein Kranker Kraepelins begründete eine von mehreren rasch aufeinanderfolgenden Brandstiftungen mit dem plötzlich bei ihm auftauchenden Gedanken, den Vater zum Ausziehen aus der aussichtslosen und verbauten Wohnung zu veranlassen. Die mehrfache Wiederholung derselben Tat, das Fehlen jedes vernünftigen Beweggrundes, die Befriedigung beim Ausbrechen des Brandes, die spätere Reue, die häufig beobachtete auslösende Wirkung des Alkohols deuten nach Kraepelin auf krankhafte Grundlagen dieser noch recht rätselhaften Erfahrungen hin. Auch die Menses sind vielfach von Bedeutung. Bisweilen spielt auch das Heimweh eine Rolle. In anderen Fällen ist es Rache wegen einer geringfügigen Benachteiligung, der kindische Wunsch, einen Schabernack zu spielen, der die urteilsschwachen und triebartig handelnden Geschöpfe zu ihrer bedenklichen Handlungsweise veranlaßt.

Marandon de Montyel[2]) will den Typus des Brandstifters in bestimmter Weise abgrenzen. Verschiedene leibliche und seelische Zustände können den Brandstifter zur Tat veranlassen, z. B. Kopfweh, allgemeine Schwäche, Angst, Traurigkeit und Ermüdung.

Lombroso[3]) trat als Verteidiger der Lehre vom krankhaften Brandstiftungstriebe auf und gab der Überzeugung Ausdruck, daß sie auf Wahrheit beruht.

Krafft-Ebing[4]) führt die Brandstiftung auf krankhafte Affekte zurück. Er betont, daß namentlich bei den weiblichen Individuen die auf Grund einer gestörten Pubertätsentwicklung hervorgerufenen körperlichen und seelischen Zustände bei Brandstiftungen eine große Rolle spielen. Dagegen lehnt er eine Brandstiftungsmonomanie sehr energisch ab.

Dumas[5]) hält die Brandstifter, die infolge der Demence oder infolge eines unwiderstehlichen Dranges die Tat begehen, für unzurechnungsfähig.

Nach Ganser[6]) sind es zufällige Umstände, die den Geisteskranken veranlassen, einen anderen Menschen zu töten, Brand zu stiften oder sonst eine Tat zu begehen. Oft machen sie nachträglich ein Motiv geltend, während sie zur Zeit der Tat gar keins oder ein anderes gehabt haben.

Aschaffenburg[7]) hält dafür, daß ein großer Teil der Brandstiftungen aus Rache auf dem Lande durch die Dienstboten geschieht. Er zweifelt daran, ob ein ganz normaler Mensch eine solche Tat begehen könne. Bei der Untersuchung von sechs jugendlichen Brandstifterinnen fand er, daß fünf ungewöhn-

[1]) Leipzig, Ambr. Barth, 1909. (s. auch Gimbal Annales médico psychologiques 1905).
[2]) Archiv d. Neurol. 1887.
[3]) Der Verbrecher. (Deutsch von Frenkel.) Hamburg 1890, S. 111.
[4]) Gerichtliche Psychopathologie. Stuttgart 1892.
[5]) Die Brandstifter in Savoyen. Annales medico-psychol. 1893, Nov.
[6]) Diskussion über Vortrag Weingarts. Allg. Zeitschr. f. Psych. 1897, Bd. 53.
[7]) Das Verbrechen und seine Bekämpfung. Heidelberg 1903, S. 118.

lich schwachsinnig und nur eine normal intelligent war. Derselbe Autor hat auch die Erfahrung gemacht, daß zwischen Epilepsie und Brandstiftung und Mystizismus, Grausamkeit und sexueller Erregung eine gegenseitige Beziehung bestehe.

Muralt[1]) behandelt die Frage der Pyromanie nach Beweggrund und Zweck.

Frank[2]) führt 10 Fälle von Brandstiftung an, ohne sich eingehend mit dieser Frage zu beschäftigen.

Bloch[3]) nimmt zur Erklärung der Neigung zur Brandstiftung seine Zuflucht zu der Annahme eines sadistischen Triebes und einer sexuell betonten Zerstörungslust. Er weist darauf hin, daß die rote Farbe in der vita sexualis eine große Bedeutung habe. Der Anblick und die Vorstellung der dunkelroten Glut des Feuers übe eine sexuell erregende Wirkung aus, wie es der Fall sei beim Anblick der geröteten Körperteile bei der Flagellation oder des fließenden Blutes bei sadistischen Verwundungen.

Wulffen[4]) teilt im wesentlichen die Auffassung Naeckes[5]) von der Feuermanie der Kinder, soweit die Brandstiftung aus sadistischen Motiven geschieht. Durch den Anblick der Lichter werden leichte Zirkulationsstörungen im Gehirn hervorgerufen, welche mit den sexuellen Gefühlen in Zusammenhang stehen und einen angenehmen Eindruck hervorrufen.

Nach Reiß[6]) gibt es eine große Zahl von Brandstiftern, bei denen die Tat weder durch affektive noch intellektuelle Motive normal psychologisch begründet erscheint. Viele Brandstifter sind Menschen von ganz eigentümlichem Charakter. Sie sind verschlossen und vermögen sich nicht sozial anzupassen. Infolge ihrer Abschließung von den Mitmenschen sind sie sehr empfindlich und reizbar. Diese Gemütsspannung findet ihre Erklärung in einem gefährlichen Racheakte. Da es solchen Individuen an persönlichem Mute fehlt, ist die Brandstiftung für sie das gegebene Mittel.

Carganiso[7]) berichtet, daß jemand aus Furcht, einen Taler Strafe bezahlen zu müssen, weil er ein Pferd hatte herumlaufen lassen, den Stall angezündet habe, da er glaubte, daß dadurch die Pfändung vergessen werde.

Vezin[8]) berichtet, daß eine Dienstmagd ein Haus angezündet habe, weil sie einen Diebstahl an Wäsche nicht eingestehen wollte. Diese Geringfügigkeit der Beweggründe läßt sich auch konstruieren, wenn Brandstiftung verübt wird, um ein Verbrechen zu verdecken oder um Gelegenheit zu finden für einen Diebstahl oder andere Verbrechen.

Eine eigentümliche Erscheinung sind nach Mönkemöller[9]) die Brand-

---

[1]) Die Brandstiftung im schweizerischen Strafrechte. Bern 1906.

[2]) Brandstiftungen. Schweiz. Strafrecht, Bern 1906.

[3]) Beiträge zur Ätiologie der Psychopathia sexualis Dresden 1903.

[4]) Psychologie des Verbrechers I, S. 121.

[5]) Groß' Archiv Bd. 26, S. 356.

[6]) Zur Psychopathologie der Brandstifter. Jahresvers. d. Vereins bayer. Psychiater, München 1909.

[7]) Brandstiftung aus Furcht vor Strafe und Geldverlust. Henkes Zeitschr., E.-H. 23, S. 124.

[8]) Brandstiftung aus Furcht vor Eingeständnis eines Diebstahls. Henkes Zeitschr., E.-H. 37, S. 50.

[9]) Groß' Archiv Bd. 48, Leipzig 1912.

stifter, die ein solches Verbrechen begehen, um aus dem Arbeitshause oder der Besserungsanstalt in das Zuchthaus zu kommen, oder im Zuchthause Brand stiften, um Gelegenheit zur Flucht zu finden. Die Deckungsbrände, die begangen werden, um einen in Haft sitzenden, im Verdacht der Brandstiftung stehenden Genossen zu entlasten, lassen einen Rückschluß zu auf die Kurzsichtigkeit des Denkens und auf wenig Überlegung. Weingart[1]) erzählt von einem solchen Deckungsbrand: Der bekannte Einbrecher Rudolf Krüger zündete, um zu fliehen, 1889 das Zuchthaus in Kassel an, wo er 8 Jahre Zuchthaus verbüßen sollte. Durch den Brand wurden zwei Personen getötet und der größte Teil der Strafanstalt in Asche gelegt. — Einen ähnlichen Fall schildert der genannte Autor wie folgt: In Pirna wurde 1892 ein Lehrling als der Brandstiftung in der Töpferei seines Meisters verdächtig verhaftet. Während er in Haft war, brannte es in derselben Töpferei noch zweimal an der gleichen Stelle und unter ganz gleichartigen Umständen. Augenscheinlich sollte durch diese neuen Brände der Verhaftete entlastet werden. Die Untersuchung ergab, daß jedenfalls schon der erste Brand nicht von dem Lehrling, sondern von einem Dritten angelegt worden war und dieser durch die weiteren Brandstiftungen den Lehrling vor Strafe schützen wollte.

So führt Weingart[2]) einige Fälle an, wo Individuen aus geringfügigen Ursachen Brände anlegten: Ein junger Mensch zündete ein Gebäude bloß deshalb an, weil in einem Biergarten eine Hochzeitsgesellschaft ihm nicht gestattet hatte, sich mit an deren Tisch zu setzen, und weil er die bei der Gesellschaft befindlichen Männer, die sämtlich zur Feuerwehr gehörten, durch den Feuerlärm in der Festlichkeit stören wollte. — In einem Dorfe in Ungarn brannte 1886 ein Haus ab, in welchem der Lehrer zur Miete wohnte. Kaum war er in ein anderes Haus gezogen, so brannte dieses nieder. Er zog in eine dritte Wohnung, und nun brach hier Feuer aus. Allgemein hielt man den Lehrer für den Brandstifter. Schließlich entdeckte man aber, daß die 13jährige Magd des Lehrers die Brände angelegt hatte, und zwar aus Rache. Sie wollte hierdurch ihren Dienstherrn in den Verdacht der Brandstiftung bringen. — Mehrere Primaner in Lamia in Griechenland steckten 1893 ihr Gymnasium in Brand, wodurch es vollständig in Asche gelegt wurde. Sie wollten einerseits den ihnen verhaßten Gymnasiarchen (Direktor) in seiner Dienstwohnung dem Flammentode preisgeben, andererseits die reichhaltige Bibliothek des Gymnasiums, die ihnen allzuviele Ausgaben der altgriechischen Klassiker enthielt, vernichten. Sie erreichten aber ihren Zweck nicht. Sowohl der Direktor wie auch die Bibliothek wurde gerettet. — In Arnsdorf im Riesengebirge legte 1891 ein 21jähriger Kutscher in einer Wagenremise, die sein Dienstherr, ein Arzt, in einem Gasthofe gemietet hatte, innerhalb 12 Tagen dreimal Feuer an, weil daneben sich ein Kohlenstall befand, wodurch die Wagen zum fortwährenden Ärger des Kutschers verstaubten; er wollte durch den Brand eine bessere Remise für die Wagen erlangen.

Selbst bei den Brandstiftungen aus Rachsucht steht der Beweggrund meistens in keinem Verhältnisse zu dem angerichteten Schaden. So erzählt Jessen[3])

---

[1]) Handbuch für das Untersuchen von Brandstiftungen. Leipzig 1895, S. 89.

[2]) l. c.

[3]) Die Brandstiftungen in Affekten und Geistesstörungen. Kiel 1860.

von einem Tagelöhner, der wegen schlechter Behandlung aus Rache eine Scheune anzündete und nach der Tat sehr deprimiert war, und Fischer[1]) erzählt von einem 15jährigen Bauernsohn, der wegen einer erhaltenen Züchtigung den Heuboden seines Dienstherrn anzündete.

Jamann[2]) charakterisiert eine Dienstmagd, die es stets so einrichtete, daß kein größerer Brand entstehen konnte. Die Beweggründe waren verschiedene.

v. Valentini[3]) spricht von der „entsetzlichen Rotte“ der Mordbrenner, denen es lediglich auf einen Akt der Tücke und Bosheit ankommt, und zu desto größerer Befriedigung gereicht, je mehr Unheil sie angerichtet haben. Meist von Jugend auf verkommen, in eine Pariastellung herabgedrückte Bastarde, der Kommune zur Last, überall mit Feindseligkeit behandelt, dadurch endlich der Feind der ganzen Gesellschaft geworden, sind sie erfüllt von Neid, Tücke, Schadenfreude und Bosheit. Aus den Mitteilungen ihrer Ortsgeistlichen ergibt sich, daß sie in der Regel schon als Kinder sich auszeichneten durch Baumfrevel, Tierquälerei, Zerstörung von Nestern und ähnlichen Anzeichen eines brutalen Sinnes. Der beständige Druck, unter dem sie herangewachsen, hat sie feige gemacht; sie würden zur Befriedigung ihrer Rachsucht vor einem Morde nicht zurückschrecken, gebräche es ihnen nicht an Mut dazu. Im Finstern schleichen und unbemerkt in die Ferse stechen, das ist ihre Art, und deshalb greifen sie zum Feuerbrande, um damit die Besitztümer ihrer Feinde in Asche zu legen. Ob Menschenleben dabei zugrunde gehen, ficht sie nicht an, es handelt sich ja nur um ihre Feinde. Manche Brandstifter, meistens jugendliche, begehen ihre Tat aus Unzufriedenheit mit den sie umgebenden Verhältnissen; sie glauben dadurch ihre Rückkehr in die Heimat erzwingen zu können. In manchen Fällen sind auch hier Spuren geistigen Defektes nicht zu verkennen.

Vom gerichtsärztlichen Standpunkte zur Beurteilung der Entstehung von Bränden durch Mörder ist auch folgender Fall bemerkenswert: Als man die Trümmerstätte eines abgebrannten Gebäudes aufräumte, fand man die vollkommen verkohlte Leiche des Eigentümers. Der Gerichtschemiker Dr. Jeserich untersuchte das Blut und konnte feststellen, daß sich in dem Blut keinerlei Kohlenoxyd befand. Hieraus folgte, daß der Betreffende keinen Rauch eingeatmet hatte, also schon bei Ausbruch des Brandes nicht mehr am Leben gewesen war. Obwohl sich an dem verkohlten Körper keinerlei Verletzungen nachweisen ließen, wurde auf Grund dieser Blutanalyse doch das Ermittelungsverfahren wegen Vatermordes gegen den Sohn des ums Leben Gekommenen eingeleitet. Der Angeklagte wurde auch wegen Mordes verurteilt.[4]) Auch nach Schauenstein[5]) kommt es nach Ermordungen nicht selten vor, daß der Mörder die Kleider oder das Bett des Ermordeten in Brand steckt und durch die Verbrennung des Körpers und der ganzen Umgebung die Spuren seiner Tat zu vertilgen hofft.

---

[1]) Brandstiftung aus mutwilliger Rachsucht. Henkes Zeitschr., Bd. 23, S. 147.

[2]) Christine Fleischer, Achtmaliges Feuerlegen mit sorgsamer Verhütung der Brandstiftung. Hitzigs Annalen 1844, Bd. 28, S. 56.

[3]) Das Verbrechertum im Preußischen Staate nebst Vorschlägen zu seiner Bekämpfung durch die Gesellschaft und durch die Faktoren der Strafvollstreckung. 1869.

[4]) A. Hellwig, Moderne Kriminalistik. Leipzig, B. G. Teubner, 1914.

[5]) Lehrbuch d. gerichtl. Med. 1875, S. 418.

Richter[1]) berichtet über ein Kindermädchen, das beim Dreschen Schelte bekommen hatte und die Scheune anzündete, weil es glaubte, es brauche dann nicht mehr zu dreschen.

Spitta[2]) erzählt uns von einem 16jährigen Schweinehirten, der sechsmal Feuer anlegte, weil er glaubte, er könne nach Hause, wenn alle Häuser abgebrannt wären.

Meyn[3]) berichtet über ein Freudenmädchen, das 8 Tage vor der Brandstiftung zum Arzte ging und ihm sagte, sie leide an Geisteszerrüttung und wolle sich töten.

Jessen[4]) schildert einen Dienstjungen, der Brand stiftete, um nach Hause zu kommen. Die Tat wurde nicht entdeckt. Als er wieder aus einer anderen Stelle fort wollte, schrieb er selbst an die Tür, wenn er nicht entlassen würde, würde in wenigen Tagen Brand auf dem Hofe sein.

Bei den Bränden, die aus Mutwillen geschehen, spielt in der Regel das Verlangen, von sich reden zu machen, eine nicht unbedeutende Rolle.

So berichtet Faber[5]) von einem geistig und körperlich normalen 10jährigen Knaben, der aus kindlichem Mutwillen das väterliche Haus in Brand steckte, vorher aber das seiner Obhut anvertraute Kind aus demselben entfernte, und Emminghaus[6]) teilt einen von Mittermaier beobachteten Fall mit, wonach in Straßburg ein 9jähriger Knabe eine Brandstiftung verübte und dem Geistlichen im Gefängnis erklärte, daß er nur ein kleines „Feuerle" habe machen wollen. Weingart[7]) erzählt von zwei Knaben, die im Alter von 10 und 12 Jahren im Jahre 1890 in Jüterbog das Schulhaus anzündeten, um vom Schulunterricht befreit zu werden. Sie erbrachen hierbei in fast sämtlichen Klassen Katheder und Schränke, warfen die darin befindlichen Bücher in jeder Klasse auf einen Haufen und zündeten diesen an.

Venedey[8]) berichtet über einen Knecht, der gesehen hat, wie bei einem Brande alle Leute zusammenliefen. Er legte nun selbst Feuer an, um sich dieses Schauspiel zu verschaffen.

Friedberg[9]) erzählt von einem 19jährigen Schuhmachergesellen, der eine tadellose Führung hinter sich hatte und einen Brand verursachte, ohne daß die Absicht, Rache zu nehmen oder einen Gewinn zu erzielen, ihn zu der Tat verleitet hatte. Der Täter legte nach seiner eigenen Angabe das Feuer nur deshalb an, weil ihm plötzlich der Gedanke gekommen sei, einmal einen Brand zu verursachen.

Friedberg kommt nun in seinen Gutachten zu der Überzeugung, daß die

---

[1]) Jugendliche Brandstifter. Dresden u. Leipzig 1844, S. 88.

[2]) Sechs Brandstiftungen aus Unzufriedenheit. Henkes Zeitschr. f. St.-A.-K., Bd. 22, S. 343.

[3]) Brandstiftung aus Unzufriedenheit. Ebendaselbst S. 317.

[4]) Die Brandstiftungen in Affekten und Geistesstörungen.

[5]) Deutsche Zeitschr. f. St.-A.-K. 1870, Nr. 1.

[6]) Kinder und Unmündige. Handbuch d. gerichtl. Med., Tübingen 1882.

[7]) l. c. S. 88.

[8]) Zwei Brandstiftungen aus Mutwillen. Hitzigs Annalen der Kriminalrechtspflege 1831, S. 341.

[9]) Gerichtsärztliche Praxis. Wien u. Leipzig 1881.

Angaben des Täters die Tatsachen richtig darstellen, denn eine bloße Idee könne zu einem Beweggrunde werden, wenn sie die ihr entgegenstehenden Ideen zurückdränge und auf den Willen einen bestimmenden Einfluß ausübe. Eine verbrecherische Idee bestimme den Willen in ihrem Sinne; sie bestimme ihn aber nur dann, wenn die in den Sphären der Gesetzlichkeit liegenden Ideen nicht stark genug seien, um über jene Idee den Sieg in der Beeinflussung des Willens davonzutragen. Die Folge eines solchen Mangels an sittlichem Halte sei der verbrecherische Entschluß, welcher sich durch die verbrecherische Tat kundgebe. Diese Idee sei der Grund zu der Anlegung des Feuers. Der Täter sei aber für seinen Entschluß verantwortlich, weil es an ihm gelegen habe, jene verbrecherische Idee zu unterdrücken.

Sehr oft findet man nach Mönkemöller die Sucht, Brand zu stiften, bei den sog. Herostraten, deren Name bekanntlich auf Herostrates zurückzuführen ist. Er steckte in Ephesus den Tempel der Diana an, damit sein Name bekannt werde.

Wulffen[1]) erzählt von einem Schauspieler in Amerika, der um jeden Preis bekannt werden wollte und deshalb eine Reihe von Häusern anzündete, deren Brand er vorher ankündigte. Weiter führt Wulffen[2]) die folgenden zwei Fälle an, bei denen die Eitelkeit der Beweggrund zur Tat wurde: Der Strumpfwirker H. in J., wo er der Feuerwehr als Signalist angehörte, war ärgerlich darüber, daß ihm seine Kameraden den Vorwurf machten, er könne nicht richtig Feueralarm blasen. Er ging deshalb abends nach Arbeitsschluß zu einem Strohfeimen und setzte diesen in Brand. Dann eilte er auf Umwegen in seine Wohnung, holte sein Signalhorn und blies wie ein Wilder im Dorfe herum, so daß ihm das Gebaren untersagt wurde. Er kam bald in Verdacht, und nach anfänglichem Leugnen gestand er die Tat. — Der 16jährige Dienstjunge G. hatte das Gehöft seines Dienstherrn angezündet, um von diesem als Reiter in die Stadt geschickt zu werden und die Feuerwehr zu holen.

Unger[3]) berichtet uns über einen Lehrer, der aus Eitelkeit ein Schulhaus ansteckte, um an Stelle des ihm nicht behagenden Strohdaches ein festes Dach zu bekommen.

Aus den Darstellungen auf dem Gebiete des Aberglaubens zur Belehrung der Unwissenden und zur Beruhigung der Furchtsamen (Grätz 1817, S. 26) entnimmt Mönkemöller, daß Brandstiftungen aus Aberglauben nicht selten den geistigen Defekt erkennen lassen. So wurden Feuersbrünste verursacht durch Ausräucherungen, die das durch Hexenkünste verursachte Unglück vertreiben sollen.

Hellwig[4]) berichtet über eine Frau, die als Hexe galt und von ihrer Nachbarin etwas Asche verlangte. Sie versenkte die noch heiße Asche auf dem Boden, um sagen zu können, sie habe keine Asche mehr, weil sie fürchtete, sonst würde jemand Macht über sie erlangen. Das Haus ging in Flammen auf.

---

[1]) Der Sexualverbrecher, S. 352.

[2]) Enzyklopädie der modernen Kriminalistik, Psychologie des Verbrechers, Bd. 2, S. 464.

[3]) Brandstiftung aus Eitelkeit und Größenwahn. Der Pitaval der Gegenwart 1903/04.

[4]) Brandstiftungen aus Aberglauben. Monatsschr. f. Kriminalpsychologie, 6. Jahrg., 1910, S. 500.

Ausgesprochen war der Aberglaube auch bei einem Mann, der ein Haus anzündete, weil er glaubte, daß er von der Besitzerin verhext sei[1]).

Auch bei den Massenbränden spielt das psychopathologische Moment eine große Rolle. Ein Brandstifter kann andere dazu disponierte Personen zu einer solchen Tat veranlassen. Die verschiedensten Beweggründe können dabei in Frage kommen[2]).

In der Mitte zwischen den normalen und den ausgesprochen geisteskranken stehen nach Mönkemöller die kindlichen Brandstifter.

Naecke[3]) ist der Ansicht, daß die Liebe für das Feuer bei Kindern in eine gefährliche Feuermanie ausarten könne. Er führt dieselbe auf einen „Phototropismus", d. h. Anziehung durch einen Lichtglanz der organischen Materie zurück; dazu komme bis zu einem gewissen Grade auch ein Thermotropismus, insofern jede Zelle von der Wärme angezogen werde, und der Moment der Bewegung. Durch das längere Anschauen werden wahrscheinlich leichte Zirkulationsstörungen im Gehirn hervorgerufen, die angenehm wirken.

Wenn nun auch bei manchen Kindern eine Vorliebe für das Feuer vorhanden ist, so läßt sich das nach Mönkemöllers lichtvollen Ausführungen nicht von allen Kindern sagen. So kann man beobachten, daß Kinder, wenn sie Feuer angelegt haben, davonlaufen, ohne daß sie die angenehmen Zirkulationsstörungen empfinden. Im allgemeinen ist diese Tat nicht anders zu beurteilen wie das kindliche Verbrechen überhaupt. Das Kind hat noch kein entwickeltes moralisches Empfinden, es übersieht nicht die Tragweite seiner Handlungen, ihm fehlt das Gefühl der Verantwortlichkeit, es folgt den Eingebungen des Augenblickes. In der Brandstiftung sucht das Kind seinen Betätigungstrieb zur Entladung zu bringen. Nicht selten ist ein pathologischer Zustand zu erkennen, der von Mönkemöller bei zwei jugendlichen Brandstiftern in der Form von Schwachsinnigkeit festgestellt wurde.

Was nun Brandstiftungen von ausgesprochenen Geisteskranken anlangt, so steht der angeborene Schwachsinn nach Mönkemöller an der Spitze derjenigen Psychosen, die einen Menschen zur Brandstiftung veranlassen. Bei allen ist die allgemeine Urteilsschwäche, die nicht die entsetzlichen Folgen der Tat übersieht, zu beobachten. Die moralische Seite des Charakters ist noch zu wenig entwickelt, um sich gegen eine solche Tat zu wehren. Oft findet man, daß die Handlung in einem großen Mißverhältnisse zu dem gewollten Ziele steht, und zwar bei Brandstiftungen, die begangen werden, um ein Verbrechen zu verdecken.

So berichtet Clement[4]) über eine 15jährige Schwachsinnige, die mit nicht lebenden Zwillingen niedergekommen war und das eine Kind in den Abort geworfen hatte. Auf die Warnung einer Nachbarin hin, daß es ihr schlecht gehen würde, versuchte sie, die Frucht in der Scheune zu verbrennen.

Göring[5]) sagt, daß man es bei Schwachsinnigen besonders häufig mit Brand-

---

[1]) Hitzigs Annalen d. deutsch. u. ausländ. Kriminalrechtspflege 1831, Bd. 12, S. 33.

[2]) Vgl. Mönkemöller, a. a. O., S. 212.

[3]) Zit. nach Mönkemöller.

[4]) Eine jugendliche Brandstifterin. Der Pitaval der Gegenwart 1905, Heft 3 u. 4, Nr. 8.

[5]) Die Gemeingefährlichkeit in psychiatrischer, juristischer und sozialer Beziehung. Berlin 1915.

stiftungen zu tun habe, und erzählt von einem schwachsinnigen Müller, der den Versuch machte, sein elterliches Haus in Brand zu stecken. Weiter berichtet er von einer Schwachsinnigen, die zweimal die brennende Petroleumlampe ins Zimmer warf, angeblich um zu sehen, ob dadurch ein Brand entstehen könne. Ein anderes Mal habe sie ihr Gesicht in den glühenden Ofen gehalten, so daß eine Verletzung entstand, „um zu sehen, wie es tut, wenn jemand verbrannt werde." — Außerdem berichtet er noch von einer Frau, die in einem Zustand plötzlich aufgetretener schwerer Erregung ihre Wohnung anzündete.

Eine große Anzahl Schwachsinniger läßt sich nach Mönkemöller von dem Beweggrund der Rache leiten. Wegen ihrer geistigen Minderwertigkeit sind sie oft Neckereien, Beschimpfungen, körperlichen Züchtigungen ausgesetzt. Die Brandstiftung ist für sie das gegebene Mittel zur Befriedigung ihrer Rachegelüste.

Westenung und Tellegen[1]), Giraud[2]) und Krauß[3]) berichten über derartige Brandstiftungen durch Imbezille aus Rachsucht, und Mönkemöller erzählt von einem 19jährigen Kaufmannslehrling, der Feuer anlegte, weil er einen Verweis erhalten hatte. Gimbal schreibt in seiner Arbeit: „Le motif pour se venger est le plus sonvent le plus futile" (Les incendiaires. Annales médico-psycholog. 1905).

Neben dem Motiv der Rache treten oft noch andere Beweggründe auf, die deutlich den Schwachsinn anzeigen. Der Schwachsinnige kann sich im Leben nicht zurechtfinden. Er will lieber sterben oder ins Zuchthaus wandern, als sich umherstoßen lassen.

Über einen entsprechenden Fall berichtet Schneider[4]). Es handelt sich um einen Haussohn, dessen älterer Bruder und Eltern ebenfalls Brand gestiftet hatten. Er selbst legte das Feuer weniger aus Rachebedürfnis als vielmehr aus dem Gefühl der Unzulänglichkeit heraus an, weil er lieber ins Zuchthaus kommen wollte, als draußen herumgestoßen werden.

Mit dem Rachebedürfnis ist nicht selten nach Mönkemöller der Neid verbunden.

So berichtet Camuset[5]) über einen schwachsinnigen Knecht, der drei Mühlen anzündete, weil er eines früheren Brandes verdächtigt worden war und den Besitzer um seinen Reichtum beneidete.

Auch die Eitelkeit bildet zuweilen die Triebfeder zur Brandstiftung.

So legte nach Hoche[6]) ein Schwachsinniger Feuer an, damit die Feuerwehr, dessen Mitglied er war, in Tätigkeit treten konnte. Verschiedene andere legten Feuer an, um die Entlassung aus dem Dienst zu erzwingen, der ihnen nicht zusagte. Ein anderer Schwachsinniger zündete Feuer an, um im Gefängnis das Schneiderhandwerk zu erlernen. Ein anderer tat das gleiche, um beim Löschen zu helfen und sich so eine Mahlzeit zu verdienen.

Der Schwachsinnige kann auch von dem Motive der Furcht geleitet werden.

Einen einschlägigen Fall schildert Hoche[7]). Es handelt sich um ein

---

[1]) Brandstiftung durch einen Schwachsinnigen. Psych. Bl. VI, 2, 1888.

[2]) Annales médico-psychol. 1847, Bd. 9, S. 71.

[3]) Der Geisteszustand des Brandstifters A. W. aus B. Vierteljahrsschr. f. gerichtl. Med. 1877, N. F. XXV, Bd. 26.

[4]) Zeitschr. f. St.-A.-K. 1858, S. 408.

[5]) Beitrag zur Lehre von der Pyromanie. Annales médico-psychol. 1893, Jahrg. 51, H. 3.

[6]) Handbuch der gerichtl. Psychiatrie. Berlin 1901, S. 703 u. 704.

[7]) a. a. O.

schwachsinniges Dienstmädchen, das Feuer anzündete, um nicht im Dunkeln Heu holen zu müssen.

Ideler[1]) führt einen geistesschwachen Brandstifter an, der durch seine Spielereien mit Feuer 153 Gebäude in Brand setzte.

Haver-Droeze[2]) berichtet über einen schwachsinnigen Brandstifter, der infolge eines unwiderstehlichen Dranges und einer Eingebung des Teufels die Tat begangen hatte und dessen geistige Entwicklung sich in den Entwicklungsjahren verschlechterte.

Schroeter[3]) erzählt von einem Schwachsinnigen, der das Haus seines Schwagers anzündete und angab, das Haus sei sein Eigentum. Es sei zerfallen gewesen und dürfe nicht wieder aufgebaut werden. Der Handlungsweise dieses Imbezillen lag ein paranoischer Zug zugrunde.

Nur vereinzelt wird nach Mönkemöller der Nachweis gelingen, daß Blödsinnige leichteren Grades durch Anstieren glänzender Gegenstände zur Brandstiftung veranlaßt werden[4]).

Zu erwähnen ist hier auch der von Giraud[5]) beschriebene Schwachsinnige, der schon tagelang vorher den Antrieb fühlte, Brand zu stiften, und für den es eine Wonne war, beim Löschen zu helfen.

Mönkemöller führt drei Fälle von Schwachsinnigen an, die plötzlichen Eingebungen folgten und sich leicht zur Brandstiftung verleiten ließen, wenn die geringste äußerliche Veranlassung hinzutrat.

Auch Cramer (Gerichtliche Psychiatrie) und Siemerling (Streitige geistige Krankheiten) erwähnen Fälle von Brandstiftung bei Schwachsinnigen. Krafft-Ebing berichtet über 14 einschlägige Fälle bei Schwachsinnigen (Gerichtliche Psychopathologie, Stuttgart 1900).

Arnold Strauß[6]) referiert über zwei Fälle von Brandstiftungen, von denen die eine von einem Schwachsinnigen und die andere von einem Psychopathen verübt wurde.

Auch Pilcz[7]) berichtet über Brandlegung bei Imbezillität.

Emminghaus[8]) führt einen von Spielmann beobachteten Fall an, wonach ein Blödsinniger den Tabak und das Rauchen sehr liebte und mit ungemeiner Lust in das flackernde Feuer sah und das Essen darüber ganz vergaß. So oft er sich ein Vergnügen machen wollte, zündete er sich ein Feuer an und drohte mit Brandlegungen, wenn ihm sein Vorhaben abgeschlagen wurde. In der Irrenanstalt kroch er in die Ofenlöcher, um in das Feuer zu schauen, und offenbarte dabei in Blick, Haltung und Gebärde eine Ekstase, in der er mit vollen Zügen den Eindruck der Flamme förmlich aufzusaugen schien.

Weiter wird von Emminghaus in dem gleichen Werke eine Beobachtung Heinroths angeführt, aus der hervorgeht, wie leicht die Phantasievorstellung

[1]) Zur gerichtl. Psychiatrie 1854, S. 189.

[2]) Drei sachverständige Gutachten. Psychiatr. Blätter 1893, Bd. 11, Lief. 3.

[3]) Gutachten über einen taubstummen und erblindeten Brandstifter. Vierteljahrsschr. f. gerichtl. Med., N. F. XVLII, 2. Jahrg.

[4]) Emminghaus, Blödsinn und Schwachsinn. Maschkas Handbuch.

[5]) Gerichtl.-med. Rundschau. Annales médico-psychol. 1899, März/Juni.

[6]) Inaug.-Dissert. Kiel 1913.

[7]) Pilcz, Lehrbuch d. gerichtl. Psychiatrie 1908.

[8]) Blodsinn und Schwachsinn. Maschkas Handbuch f. gerichtl. Med. 1882.

„Feuer“ an sich bei manchen Schwachsinnigen leichteren Grades, wie Emminghaus sich ausdrückt, den Impuls zur Verwirklichung auszulösen vermag: Ein 22jähriger Blödsinniger träumt eines Nachts, er lege Feuer an, und schreitet, wie ihm dies am anderen Morgen einfällt, ohne weiteres zur Verwirklichung dieses Traumes. Als das Feuer ausgebrochen war, lief er, von unbestimmter Furcht ergriffen, in das nächste Dorf und erzählte dort vom ausgebrochenen Feuer, bekannte ganz unbefangen seine Tat ohne Furcht vor Strafe, wie er überhaupt der Strafe wegen der Brandstiftung ganz unkundig zu sein schien.

Blumenstock[1]) sagt, daß zuweilen, zumal bei jugendlichen geistesschwachen Vagabunden, gar kein Beweggrund festzustellen sei. Hier gehe der Schwachsinn mit moralischer Verkommenheit Hand in Hand, und es genüge oft eine Laune, ein plötzlich auftauchender Gedanke, um das Zerstörungswerk zu verrichten. Der Autor erzählt dann von einem 20jährigen schwachsinnigen Vagabunden, der sich in einer Klosterküche gut bewirten ließ und eine halbe Stunde später die Klosterscheunen anzündete. Später gestand er, daß er das Feuer angelegt habe in der Meinung, es werde den Leuten kein großer Schaden entstehen, da sie ohnehin reich genug zu sein schienen.

Bei schwachsinnigen Individuen reichen nach Emminghaus oft schon das Versprechen einiger Gulden oder einer Flasche Branntwein hin, sie zur Brandstiftung zu verleiten. Andererseits genügt ihnen jede noch so geringe Kränkung, um ohne langes Überlegen und ohne klare Erkenntnis der Tragweite ihrer Tat Feuer anzulegen.

Auch bei dem folgenden Fall ist ein ausreichendes Motiv für die Brandstiftung nicht vorhanden: Unter der Anklage der vorsätzlichen Brandstiftung stand eine 18 Jahre alte Dienstmagd aus dem Kreise B. vor den Schranken des außerordentlichen Kriegsgerichts zu K. Uneheliches Kind einer liederlichen Mutter, kam das Mädchen im Alter von 3 Jahren zu einer Pflegemutter, die sich redlich bemühte, es zu einem rechtschaffenen Mitgliede der menschlichen Gesellschaft zu erziehen. Wohl als einziges mütterliches Erbteil blieb dem Mädchen jedoch eine gewisse Unrast und Unstetigkeit eigen, die es nirgends lange aushalten ließ. Nachdem die Magd aus verschiedenen Dienststellen heimlich entlaufen war, kam sie Anfang Dezember 1915 zum Pfarrer in L. in Stellung, was ihr anscheinend auch wohl behagte. Vierzehn Tage nach ihrem Dienstantritt brach nun morgens zwischen 10 und 11 Uhr auf dem Speicher des Pfarrhauses Feuer aus, während die Magd mit der Schwester des Pfarrers allein zu Hause war. Auf dem Speicher fand man einen aus Papier und Lumpen angelegten Brandherd. Am anderen Morgen brannte es abermals in dem Pfarrhause, und zwar gleichzeitig an vier Stellen. Gleichwohl konnte das Feuer von den Nachbarn frühzeitig bemerkt und gelöscht werden, ehe es größeren Umfang angenommen hatte. Das Mädchen bestritt andauernd, Feuer angelegt zu haben. Ein eigentlicher Grund zur Tat war nicht ersichtlich. Der Gerichtsarzt Dr. P. erklärte, die Angeklagte neige zu schauspielerischen Vortäuschungen und Erregungen, die sie geistig minderwertig erscheinen ließen. Das Gericht entschied, daß in Anbetracht der ganzen Sachlage nur die Angeklagte das Feuer angelegt haben könne und sprach sie der vorsätzlichen Brandstiftung in 2 Fällen schuldig, verurteilte sie indessen

[1]) Eulenburgs Real-Enzyklopädie 1880, Bd. 2.

mit Rücksicht auf ihre Jugend und geistige Minderwertigkeit nur zur gesetzlichen Mindeststrafe von 1 Jahr und 1 Monat Zuchthaus[1]).

Dr. Uldall - Kopenhagen[2]) erzählt von einer unbändigen Lust zu Brandstiftungen bei einer wohlhabenden, etwa 50jährigen geisteskranken Witwe aus dem Bauernstande, welche an einem Abend eine Schmiede und eine Wirtschaft in Brand gesteckt hatte. Vorher ließ sie sich wiederholt von einem Quacksalber zur Ader lassen, da sie verkehrt im Kopfe sei. Nach ungefähr 3 Wochen gestand sie während eines Krampfanfalls ihrem Bruder, den Hof angezündet zu haben. Später gab sie auch die Brandstiftung an der Schmiede zu und erbat sich als letzte Wohltat, hingerichtet und gleich begraben zu werden.

Krafft-Ebing [3]) berichtet über einen Idioten, der die Tochter eines reichen Bauern heiraten wollte und dessen Haus anzündete, weil es ihm zu schlecht war.

Wildberg[4]) berichtet über einen Knecht, der in die Tochter eines Lehrers verliebt war. Als der Vater ihm die Tochter verweigerte, zündete er dessen Haus an, weil er glaubte, jener wolle es bloß nicht, weil er kein Haus habe, und da sie nach dem Brande gleich ständen.

Mönkemöller weist darauf hin, daß sich in der Regel die dunklen Regungen des Geschlechtslebens in der Brandstiftung Luft machten, ohne daß dieser Zusammenhang mit Sicherheit festgestellt werden könne.

Krafft- Ebing[5]) führt einen Fall an, bei dem ein 20jähriger Bauernsohn dreimal ohne ersichtlichen Beweggrund Häuser anzündete. Zeitweilig traten bei ihm Beklemmungsgefühle mit wachsender Unruhe und deutlicher Umflorung des Bewußtseins auf, worauf sich ein starker Drang fortzulaufen bemerkbar machte. Auf der Höhe des Zustandes stellte sich der Drang anzuzünden ein. Nach der Tat klärte sich das Bewußtsein, worauf sich eine heftige reaktive Angst geltend machte. Bei diesem Brandstifter war die Tat offenbar eine impulsive Handlung, die aus der Tatsache zu erklären ist, daß der Schwachsinn hier auch epileptische Züge zeigt.

Über einen Fall von Brandstiftung bei moralischem Schwachsinn berichtet Mac Pnail[6]).

Hirschsohn[7]) berichtet über einen schwachsinnigen Arbeiter, der in der Trunkenheit ein Haus angezündet hatte. Dieser Fall ist ein Beweis dafür, daß der Alkohol häufig bei Schwachsinnigen das Motiv zur Tat ist.

Parant[8]) erzählt von einem schwachsinnigen Brandstifter, der zuerst andere als intellektuelle Urheber bezeichnete, und Löwenhardt[9]) kennzeichnet einen Schwachsinnigen, der sein Geständnis zurückzog.

---

[1]) Der Feuerwehrmann, Wochenschr. f. Feuerlöschwesen, Nr. 15, 34. Jahrg.

[2]) Wildbergs Jahrb. d. ges. St.-A.-K. 1836, Bd. 2, Heft 2.

[3]) Originäre geistige Schwächszustände in foro criminali. Jahrb. f. Psych. 1886, VI, S. 168 u. 171.

[4]) Praktisches Handbuch für Psychiater. Erfurt 1823, Teil III, S. 118.

[5]) Impulsive Brandstiftungen. Friedreichs Blätter 1883, Heft 6.

[6]) (Newcastle-on-Tyne), A case of moral insanity with Pyromania. Journ. of ment-science, Vol. 57, No. 236, S. 124.

[7]) Schwachsinn und Brandstiftung. Ruß, Archiv f. Psych. 1887, Bd. 10, Heft 3.

[8]) Geistige Schwächszustände gegenüber d. Zurechnungsfähigkeit. L'Encephale 1886, Nr. 5.

[9]) Fall von Brandstiftung durch einen Blödsinnigen. Allg. Zeitschr. f. Psych. 1863, Bd. 20, S. 58.

Kluge[1]) sagt, daß impulsive Naturen mit ungleichmäßig durchgebildetem Vorstellungsleben und lebhaft entwickelten Bewegungsimpulsen in der Anstalt Feuer anlegen.

Emminghaus[2]) ist der Ansicht, daß die Melancholie die häufigste Ursache der Brandstiftung jugendlicher Personen sei. Besonders häufig würden Brandstiftungen von Mädchen während der Pubertät begangen, so daß die jugendlichen Brandstifter bereits eine besondere Kategorie in foro bildeten. Bei beiden Geschlechtern spiele die Brandstiftung „um fortzukommen" eine wichtige Rolle, wenn sie im Dienst und in der Lehre, falls es ihnen an sich schon mißfällt und sie sich nach Hause sehnen, noch schlecht behandelt werden.

Kirn[3]) stimmt mit Emminghaus darin überein, daß sich bei in der Entwicklung begriffenen Mädchen, die fern von der Heimat in fremden Diensten stehen, zumeist gleichzeitig mit den Erscheinungen der Chlorose eine Melancholie einstellt, welche sich einheitlich als Heimweh äußert und die, wenn sie unbeachtet bleibt, zu unwiderstehlichen Zwangshandlungen, namentlich zu Brandstiftungen, führen kann. Er führt sodann 5 Fälle an, in denen melancholische Individuen Brandstiftung verursachten. Auch das Spielen mit dem Feuer infolge der erhöhten Tatenlust ohne irgendeine bewußte Absicht habe zuweilen schon zu Brandstiftungen geführt.

Blumenstock[4]) ist der Meinung, daß die nostalgischen Brandleger den geringsten Prozentsatz abgeben, wenngleich sie hie und da unter dem Landvolk vorkommen. Die Nostalgie der Landbewohner sei eine eigentümliche Erscheinung und unterscheide sich im großen und ganzen nicht von dem Heimweh, das zu allen Zeiten und in allen Ständen vorkommt. Das Dorfmädchen mit seinen beschränkten Gesichtspunkten falle schon der Nostalgie anheim, wenn die Entfernung von der heimatlichen Scholle eine noch so geringe sei, schon dann, wenn es gezwungen werde, das väterliche Haus zu verlassen, um in dem benachbarten Dorfe Dienst zu nehmen. Je geringer und ungebildeter das Individuum sei, desto schneller und nachhaltiger stelle sich das Heimweh ein; anfangs als düstere Stimmung, und da die davon Befallenen ihren Angehörigen gegenüber es nicht wagen, ohne triftigen Grund das Dienstverhältnis zu lösen und in die Heimat zurückzukehren, legen sie Feuer an, um ihre Heimkehr durch Verlust des Postens entschuldigen zu können. — Die düstere Stimmung könne sich auch zur nostalgischen Melancholie steigern, in der sich Sinnestäuschungen und Angstgefühle einstellen, und das Individuum müsse irgendeine gewaltsame Tat ausführen, um sich, wie Platner sagt, von der drückenden Angst zu befreien.

Straßmann[5]) sagt, daß die Brandstiftung auch infolge einer schmerzhaften Verstimmung auftreten könne, besonders bei Heimwehkranken, die auf diese Weise etwa aus dem Dienst in der Fremde, der ihnen unerträglich erscheint, loszukommen hoffen. Solche Fälle lägen zum Teil der Irrlehre von der Pyromanie zugrunde, während ein zweiter Teil der Fälle angeblicher Pyromanie

---

[1]) Über die Behandlung und Unterbringung psychisch abnormer Fürsorgezöglinge. 1905.
[2]) Kinder und Unmündige. Handbuch der gerichtl. Med., Tübingen 1882, S. 173 u. 175.
[3]) Die einfachen Psychosen. Handbuch der gerichtl. Med., Tübungen 1882
[4]) Eulenburgs Real-Enzyklopädie 1880, Bd. 2.
[5]) Lehrbuch der gerichtl. Med., S. 605.

anderen geistigen Erkrankungen, besonders dem Schwachsinn, angehörten. Der Rest der so bezeichneten Fälle beträfe einfache törichte Racheakte kindischer, aber geistig gesunder Personen.

Marandon de Montyel[1]) sagt, daß die Brandstifter erblich belastet, geistig unentwickelt sind und in der Pubertätsentwicklung stehen. Auch Leroy behandelt den Zusammenhang zwischen Pubertät und Brandstiftung (Pyromanie et puberté. Archives de neurologie 1904).

Scholz[2]) berichtet über ein 15jähriges Dienstmädchen, das vor der Pubertät stand und zu wiederholten Malen ungefähr in Pausen von 4 Wochen Feuer anlegte.

Büttel[3]) berichtet über ein junges Mädchen, bei dem in der Menopause sich der Drang, Feuer anzustecken, Luft machte.

Pilcz[4]) erzählt von einer Brandstiftung durch eine an Dementia praecox leidende Frau.

Götze[5]) berichtet über ein 18jähriges, in der Entwicklung zurückgebliebenes Mädchen, das tagelang vor der Tat Schmerzen im Hinterkopf gehabt hatte. Durch den Brand habe sie sich Erleichternng verschafft.

Wulffen[6]) erzählt von einem Bauernburschen, der fünfmal Brand an dem Hause seiner Nachbarn anlegte und sich mit Erfolg beim Löschen beteiligte. Nach dem Motiv gefragt, erklärte er, daß der Anblick der vom Brandunglück betroffenen Bauern seine geschlechtliche Lust befriedigte.

Nach Wollenberg[7]) drängen in der Menstruation oft zwangsmäßig auftretende Impulse zu entsprechenden Handlungen. Bei den hierher gehörigen Fällen von Brandstiftung handelt es sich um schwer psychopathische Menschen. Rousseau und Simon veröffentlichten je einen Fall in dem zweimal während der Menstruation Feuer angelegt wurde. Schmid fand in der Literatur 11 Fälle, in denen das Verbrechen unmittelbar vor der ersten Menstruation begangen wurde. (Zitiert nach Hans Schmid, Zur Psychologie der Brandstifter. Psycholog. Abhandl. von Dr. C. G. Jung 1. Bd. Franz Deutickes Verlag 1914.)

Auch Birnbaum[8]) weist darauf hin, daß gerade bei weiblichen psychopathischen Jugendlichen triebartige Delikte, wie z. B. Brandstiftung, vorkommen.

Otto[9]) berichtet über einen Onanisten, der häufig an Angstzuständen litt und dabei einen Antrieb zu zerstörenden Handlungen und auch zur Brandstiftung in sich hatte.

Pilgrim[10]) faßt die Pyromanie als Symptome von Geisteskrankheit und Schwachsinn auf.

Rigle[11]) hält bei einem 23jährigen neurasthenischen Lehrer, der seit der

---

[1]) Gehäufte Brandstiftungen aus geringfügigen Ursachen. Arch. de Neurol. 1855, Nov.

[2]) Merkwürdige Strafrechtsfälle. Braunschweig 1840, Bd. 1, S. 482.

[3]) Menstruationsanomalien und Brandstiftung. Hitzigs Annalen 1844, Bd. 28, S. 3.

[4]) Spez. gerichtl. Psychiatrie 1908.

[5]) Eine jugendl Brandstifterin. Vierteljahrsschr. f. gerichtl. Med. 1874, N. F. Bd. 20, S. 42.

[6]) Der Sexualverbrecher, S. 352.

[7]) Die forensisch-psych. Bedeutung des Menstruationsprozesses. Monatsschr. f. Krim.-Psych. 1906, 2. Jahrg., S. 44—50.

[8]) Die psychopathischen Verbrecher. Berlin 1914.

[9]) Ein Brandstifter. Erlenmeyers Korresp. 1870, Nr. 2.

[10]) Über die sog. Pyromanie. Amer. Journ. of Insan. 1884, April.

[11]) Brandstiftung als Folge einer Zwangsidee bei einem erblich belasteten, neurasthenischen Lehrer. Psychiatr. Bladen 1897, 2.

Pubertät die Idee hatte: „Ich bin unglücklich, ich muß aus der Welt", die Brandstiftung für eine Folge dieser Zwangsvorstellung.

Groß[1]) kennzeichnet die Brandstiftung in den Fällen, bei denen das Heimweh als Motiv gilt, als eine motorische Entladung des spannenden Druckgefühls.

Nach einer Äußerung desselben Autors[2]) aus dem Jahre 1915 sind die Fälle, in denen Heimweh zur Brandstiftung getrieben hat, durchweg gleichartig. Gewöhnlich ist ein junges Mädchen in der Entwicklungszeit die Täterin, welche von Hause weg in die Fremde zu Dienstleistungen gegeben wurde. Hier entwickelte sich nach und nach immer stärker jener Komplex von Erscheinungen, welche unter dem Begriffe des Heimwehs zusammenzufassen sind. Dieses besteht nur zum größten Teil aus der „Sehnsucht nach Hause". Es wirken auch andere mehr oder weniger bekannte Triebe mit, das sexuelle Moment gibt der ganzen Stimmung die Farbe, alles zusammen führt zu einer unerträglichen chronischen Nervenreizung, endlich glaubt das arme Geschöpf, sich mit irgendeinem akuten, explosionsartig wirkenden Nervenreiz helfen zu können, und dieser wird in der Brandstiftung besonders dann gefunden, wenn die Täterin empfindet, daß ihr der Brand und seine Knalleffekte ohnehin Freude bereiten würden. Auch Martin[3]) berichtet über Brandstiftung aus Heimweh, die auch neuerdings von Byloff[4]) erwähnt wird und schon von Casper und Richter (l. c.) beobachtet wurde.

Groß hat zwei Fälle besprochen, bei welchen Heimweh keine Rolle gespielt hat, die aber in ähnlicher Richtung bezeichnend sind. Bei dem einen hatte ein 13jähriger Junge viermal Feuer gelegt, um sich das Schauspiel der ausfahrenden (neugegründeten) Feuerwehr zu verschaffen; in dem anderen hatte ein junger Mann, Mitglied der Feuerwehr, nicht weniger als sieben Brände angelegt, um sich beim Löschen durch Mut und Geschicklichkeit auszuzeichnen! Heute glaubt Groß, daß in beiden Fällen mindestens ein großer Teil des Antriebes nichts anderes war als die „Freude am Feuer".

Willmanns[5]) ist der Ansicht, daß Brandstifter aus Heimweh mehr oder weniger an intellektuellem Schwachsinn leiden, welcher die Erkenntnis der Strafbarkeit ihrer Handlungen ausschließt.

Jaspers[6]) hat die ganze Literatur über das Heimweh zusammengestellt und kommt zu dem Resultat, daß bei jungen Leuten die Freude am Feuer nicht bewiesen werden könne.

Reiß[7]) berichtete über einen 34jährigen beschränkten, ethisch defekten Menschen, der in 5 Jahren 22 Brandstiftungen beging. Bei der ersten Straftat kam Rache, bei den übrigen Brandstiftungen Eitelkeit in Frage. Von Rokitansky[8]) schildert eine zweimalige Brandlegung aus Heimweh.

Reichel[9]) berichtet über eine 14jährige Brandstifterin, die das auf-

---

[1]) Kriminalpsychologie. Leipzig 1905, S. 92.

[2]) Über Brandstiftung. Feuerpolizei, Zeitschr. f. Feuerschutzwesen, Bd. 17, Nr. 21.

[3]) Brandstiftung aus Heimweh. Archiv f. Kriminalanthropologie. Leipzig 1905, Bd. 20.

[4]) Byloff, Zur Psychologie d. Brandstiftung. Arch. f. Krim.-Anthropologie Bd. 59. 1914.

[5]) Heimweh oder impulsives Irresein. Monatsschr. f. Kriminalpsychol. 1905, 3. Jahrg., S. 150.

[6]) Heimweh und Verbrechen. H. Groß' Archiv 1909, Bd. 35, S. 1.

[7]) Reiss, Münch. med. Wochenschr. 1908.

[8]) Zweimalige Brandlegung aus Heimweh. H. Groß Archiv Bd. 38, 1910 S. 138.

[9]) Brandstiftung aus Heimweh, H. Groß, Archiv Bd. 36, Heft 3 u. 4 S. 193.

gespeicherte Getreide ihres Onkels, von Heimweh gequält, anzündete, um beim Dreschen nicht nötig zu sein und nach Hause gehen zu können. Vorher hatte ihr der Onkel gesagt, daß sie nach dem Dreschen gehen könne. Sie wollte durch Wegbrennen des Getreides ihre Heimreise beschleunigen.

Nach Mönkemöller[1]) stellt das Heimweh nichts anderes dar, als die Störungen des Pubertätsalters überhaupt. Unter den Brandstiftungen, die Jaspers auf Heimweh zurückführt, sind nach Mönkemöller bei den meisten sonstige psychische Störungen nachweisbar.

Martin[2]) erzählt von einem Mädchen, das im Heimatsorte bedienstet war und jederzeit die Eltern sprechen und den Dienst verlassen konnte. Trotzdem legte es viermal Feuer an und gab als Beweggrund Heimweh an.

Zangerl[3]) berichtet über ein Kindermädchen, das zwei Kinder tötete, um nach Hause zu kommen, und einen Schuppen ansteckte.

Wulffen[4]) erzählt von zwei jungen Mädchen, bei denen die Liebesneigung zum Brandstiftungsmotiv geworden ist. — Das eine dieser beiden Mädchen legte in einem Orte fünfmal hintereinander Feuer an, um während des Feuerlärms mit ihrem Geliebten zusammen zu sein, mit dem ihre Eltern ihr den Umgang verboten hatten. — Das andere Mädchen legte den Brand an, weil sie hoffte, ein Gendarm, den sie öfters gesehen hatte und der ihr gefiel, werde als Brandwache bestellt werden und sie so Gelegenheit finden würde, mit ihm Umgang zu haben.

Nach Straßmann[5]) werden Brandstiftungen auch verübt bei degenerativem Irresein, von Epileptikern und in der Hypnose.

Voisin[6]) führt Beispiele an, in denen Personen, die von ihm hypnotisiert waren, auf seine Suggestion eine Brandlegung ausübten, hinterher alles bestritten, auch, wie er vorher suggeriert hatte, die Anstiftung von seiner Seite, in einer erneuten hypnotischen Sitzung dagegen beides zugaben.

So berichtet Miller[7]) über einen Bauernsohn, der an Jugendirresein litt, am hellen Tage mit glühenden Kohlen in das Haus des Nachbarn ging, dieses anzündete und laut auflachte. Dann setzte ein stuporöser Zustand ein.

Derode[8]) erzählt folgendes: Ein Mann, der eine sehr ungleichmäßige Entwicklung durchgemacht hatte, erschien bei seinem Vormunde mit einer Flasche Petroleum, zerbrach die Flasche und versuchte nun mit einem Streichholze, das Petroleum anzuzünden. Angeblich wollte er seinen Vormund wegen schlechter Behandlung erschrecken.

Manche der impulsiven Handlungen entspringen dem ersten Stadium des Jugendirreseins. Mönkemöller führt drei Fälle zum Belege an.

Ein beträchtlicher Teil der Brandstiftungen, die früher auf Melancholie zurückgeführt wurden, ist nach Mönkemöller bei eingehender Untersuchung auf Dementia praecox zurückzuführen.

---

[1]) Psychiatrisches aus der Zwangserziehungsanstalt. Allg. Zeitschr. f. Psych. 1898.
[2]) Brandstiftung und Heimweh. H. Groß' Archiv 1905, Bd. 20.
[3]) Das Heimweh. 1840, S. 74.
[4]) l. c. S. 465.
[5]) Lehrbuch der gerichtl. Medizin.
[6]) Zit. nach Straßmann.
[7]) Melancholie und Brandstiftung. Henkels Zeitschr., Bd. 48, S. 431.
[8]) Ein Brandstifter. Bulletin de la Soc. de Med. ment. de Belg. 1893, Nr. 69.

Schütz[1]) beobachtete einen Schneidergesellen, der aus Verzweiflung, weil er nicht wußte, was aus ihm werden sollte, sein Haus anzündete.

Als Jugendirresein ist auch zu deuten der Fall, den Stattegast und Ullrich[2]) schildern. Sie erzählen von einem 17 jährigen Mädchen, das sechsmal Feuer anlegte. „Es treibe sie immer zum Feuer, sie sei toll im Kopfe, und in der Tollheit müsse sie überall Feuer legen.“ Sie verfiel später in einen lang dauernden Mutacismus,

Mönkemöller berichtet über zwei solche Fälle; der Alkoholgenuß übt auf solche Kranke einen großen Einfluß aus.

Mehl[3]) berichtet über einen Mann, der an halluzinatorischer Verrücktheit mit unverkennbarem Schwachsinn litt und unter dem Genuß von Alkohol impulsive Brandstiftungen verübte.

Mönkemöller berichtet über zwei Fälle, in denen der direkte Zusammenhang zwischen den Wahnideen und der Tat klar zu erkennen ist.

Nach demselben Autor üben oft die Halluzinationen eine zwingende Kraft aus und oft erweisen sich diese imperatorischen Stimmen als direkte Ursache der Brandstiftung.

Krafft-Ebing spricht über den seltenen Fall, daß die manische Phase des manisch-depressiven Irreseins zur Brandstiftung führte. Es handelte sich um eine Wirtin, die in den Erregungszuständen Teller ins Feuer warf und ihr Wirtshaus ansteckte[4]).

Dagegen veranlassen nach Mönkemöller die melancholischen Phasen des Irreseins und die Melancholie selbst oft Brandstiftung. Unter diese Kategorie fallen auch die depressiven Zustände, die sich beim Schwachsinn, der Epilepsie und der Hysterie einstellen.

Nach Kirn[5]) werden die Melancholiker von einer dämonischen Gewalt angetrieben, ihr Haus in Brand zu stecken.

Bei den Fällen von Hohnbaum[6]), Fränkel[7]) und Krauß[8]) haben die Sinnestäuschungen die Wirkung der Brandstiftung. In dem letzten Falle glaubte sich die Brandstifterin vom Teufel besessen und folgte seinen Einflüsterungen.

Hermes[9]) berichtet über einen Bauern, der die Brandstiftung damit motiviert, „Gott habe ihn verlassen, deshalb könne er nicht sterben“.

Meyer[10]) führt folgenden Fall an: Ein Mädchen glaubte, ewig verdammt zu sein, hatte aber nicht den Mut, sich selbst das Leben zu nehmen. Sie wollte nun durch einen Brand den Tod eines anderen verursachen, um zum Tode verurteilt zu werden.

Casper[11]) erzählt uns von dem geisteskranken Gerbergesellen Martin, der im Februar 1829 den herrlichen alten Dom zu York in Brand steckte.

---

[1]) Brandstiftung bei Melancholie. Henkes Zeitschr. 1829.
[2]) Stupide Melancholie und Brandstiftung. Henkes Zeitschr. 1825, S. 311.
[3]) Die Geschichte eines geisteskranken Brandstifters. Groß' Archiv 1905, Bd. 20, S. 257.
[4]) Gerichtsärztliche Psychopathologie.
[5]) l. c. S. 267.
[6]) Präkordialangst und Brandstiftung. Henkes Zeitschr. 1857, 24. E.-H., S. 55.
[7]) Wahnsinn oder Verbrechen. Zeitschr. f. Psych., Bd. 25, S. 551.
[8]) Die Brandstifterin von Neubabach. Allg. Zeitschr. f. Psych. 1859, Bd. 16, S. 724.
[9]) Melancholie mit Angst und Brandstiftung. Henkes Zeitschr. 1834, E.-H., S. 213.
[10]) Kasuistische Beiträge zur Psychiatrie. Vierteljahrsschr. f. gerichtl. Med. 1902, Bd. 23.
[11]) Das Gespenst des sogenannten Brandstiftungstriebes.

Graba[1]) berichtet über ein melancholisches Mädchen, das zugleich heftige Eifersuchtsideen hatte und sich verlassen glaubte. Um sich unglücklich zu machen und den Bräutigam an einem Teile des Unglücks teilnehmen zu lassen, zündete sie sein Haus an.

Jessen[2]) bereichert die Kasuistik durch folgenden Fall: Ein melancholischer Landwirt, der sein Haus anzündete, gab in schwachsinniger Weise als Grund zur Tat an, es wären so viele Wanzen im Hause, er hätte sonst keinen Ausweg gewußt.

Krafft-Ebing[3]) schildert einen Fall, bei dem der Alkohol einem Melancholiker den letzten Anstoß zur Tat gibt: Ein melancholischer Forstadjunkt war lebensüberdrüssig, stand aber immer wieder von seinem Vorhaben ab. Im angetrunkenen Zustande kam ihm plötzlich der Gedanke: Zünde an und nimm dir das Leben.

Nach Aschaffenburg[4]) bestehen auch zwischen der Epilepsie und der Brandstiftung wechselnde Beziehungen, wenngleich die psychologische Wurzel unbekannt ist.

Auch Mendel[5]) sagt, daß in epileptischen Dämmerzuständen nicht selten Brandstiftungen begangen werden. Die Motivlosigkeit und Plötzlichkeit, mit welchen sich derartige Handlungen im epileptoiden Anfall vollziehen, der vollständige Mangel an Rücksicht in bezug auf die äußeren Umstände, die drohende sofortige Verhaftung usw. seien wesentliche Kriterien für die Erkennung derartiger Zustände. Er erzählt sodann von einem epileptischen Tischlergesellen, der auf dem Boden des Hauses, auf welchen er sich zum Schlafen in der Mittagspause begeben hatte, Feuer anlegte und hinterher einen Anfall bekam. Dasselbe sagt er auch von einer hystero-epileptischen Frau.

Nach Köppen[6]) ist, wenn ein Individuum wiederholt Brandstiftung begeht, der Gedanke an Epilepsie naheliegend.

Peel und de Craene[7]) berichten über einen Epileptiker, der mit 12 Jahren eine Heuschober anzündete, um Kartoffeln zu braten. Später zündete er eine Mühle an, weil ihm Unterkunft verweigert wurde.

Spitta[8]) sagt: Ein epileptisches Mädchen zündete ein Haus nur deshalb an, weil es von den Dienstboten gereizt worden war.

Kaupler[9]) berichtet über folgenden Fall: Eine 13jährige Nachtwandlerin hatte aus Heimweh und Brustbeschwerden dreimal das Haus ihres Oheims angezündet.

Burckhardt[10]) schildert einen 24jährigen Haussohn, der an epileptischen

[1]) Theorie und Praxis der gemeinen deutschen Kriminalrechte. Hamburg 1838.

[2]) Zeitschr. f. Psychol. 1845, Bd. 2, S. 655.

[3]) Brandstiftung. Zweifelhafte Zurechnungsfähigkeit. Vierteljahrsschr. f. gerichtl. Med. 1874, N. F., Bd. 20, S. 9.

[4]) Das Verbrechen und seine Bekämpfung. 1906.

[5]) Die Zurechnungsfähigkeit. Vorträge über gerichtl. Medizin. Herausgegeben vom Zentralkomitee für das ärztl. Fortbildungswesen in Preußen. Jena 1903.

[6]) Über Hysterie und Epilepsie in forensischer Beziehung.

[7]) Rapport médico-légal sur l'état mental de nommé T. Charles-Louis prévenu d'incendie de la société de méd. mentale de Belgique. 1885, Nr. 36.

[8]) Praktische Beiträge zur gerichtsärztlichen Psychologie. Rostock 1885.

[9]) Eine jugendliche Brandstifterin. Friedreichs Blätter 1885, Heft 4.

[10]) Ein Fall von Brandstiftung. Korrespondenzbl. f. Schweizer Ärzte 1881, Nr. 18.

Anfällen litt und zweimal Feuer anlegte. Es habe ihn etwas Unerklärliches getrieben, den Brand anzulegen.

Pick[1]) berichtet über einen ähnlichen Fall.

Vielfach geben die Epileptiker als Grund an, daß sie Brand gelegt hätten, weil ihnen Flammenvisionen erschienen wären.

Zierl[2]) berichtet über einen 44jährigen Tagelöhner, der an Epilepsie litt und in einem solchen Zustande den Drang in sich fühlte, er müsse anstecken.

Häufig kommt es vor, daß die Patienten im Anfall selbst Feuer anlegen. Einschlägige Fälle finden sich u. a. in Friedreichs Blättern für gerichtliche Medizin und werden außerdem von Bonnefous, Kraepelin, Pessler, Cramer, Feige und Moeli geschildert [zitiert nach Többen: „Über die gerichtsärztliche Bedeutung der epileptischen Dämmerzustände“ Vierteljahrsschrift für gerichtl. Medizin 3. Folge XXXVI. 2].

Aus kasuistischem Interesse wird auch hingewiesen auf eine Arbeit von Garnier[3]).

Auch Pactet[4]) berichtet über einen Fall von Brandstiftung bei Epilepsie.

Nach Mönkemöller ist die Brandstiftung nicht selten mit anderen entsetzlichen Taten verbunden, die für das epileptische Irresein so charakteristisch sind. Ein epileptischer Arbeiter erschlug ein befreundetes Ehepaar und legte dann Brand.

Oft geben sich die epileptischen Brandstifter durch ihr auffälliges Benehmen beim Löschen zu erkennen.

Fränkel[5]) berichtet über einen Epileptiker, der nach einem Streit mit seiner Frau den Heuboden anzündet. Beim Löschen störte er. Zuerst gestand er, nachher leugnete er.

Schulz[6]) führt einen ähnlichen Fall an.

Fritsch[7]) berichtet über einen 18jährigen Tischler, der zweimal Brand stiftete. Nach epileptischen Anfällen fühlte er sich plötzlich unwohl, wurde von dem Gedanken befallen, „zünde an“. Nach der Tat half er beim Löschen und schlief nachher fest ein. Er faßte die Tat als eine Strafe Gottes auf.

Freyer[8]) teilt mit: Ein 21jähriger Schneider, der an Spätepilepsie und unter dem Einfluß von religiösen Wahnideen litt, griff in einem solchen

---

[1]) Befund und Gutachten über den der Brandstiftung angeklagten 13jährigen L. Fr. Med. Wochenschr. 1888, Nr. 50.

[2]) Gerichtlich-Psychologische Mitteilungen. Friedreichs Blätter f. gerichtl. Med., Heft 4, S. 44.

[3]) L'affaire del'incendie de la Villeneuve-aux-Fresnes au point de vue médico-legal. Ann. med. psychol. 1910, Nr. 1, S. 151.

[4]) Tentation d'incendie volontaire et épilepsie. Ann. med. psychol., 68. Jahrg., Nr. 1, S. 189.

[5]) Verbrechen, in bewußtlosem Zustand begangen. Allg. Zeitschr. f. Psych. 1884, Bd. 40, S. 245.

[6]) Allg. Zeitschr. f. Psychol. 1883, Bd. 39, S. 791.

[7]) Kasuistische Beiträge zur Lehre vom impulsiven Irresein. Jahrb. f. Psych. 1888, Bd. 8, Heft 1.

[8]) Zwei Fälle von strafrechtlicher Unzurechnungsfähigkeit von Epileptikern. Vierteljahrsschr. f. gerichtl. Med., N. F. Bd. 38, Heft 2.

Zustande seine Verwandten an. Plötzlich stand er auf, rannte auf den Boden und zündete das Strohdach an. Verzweifelt wehrte er sich gegen die Hausbewohner. „Hier sitzt Gottvater! Hier sitzt das Weltgericht! Ihr alle seid Ungläubige und sollt mit Feuer verderbt werden."

Mönkemöller berichtet über zwei Anstaltsbeobachtungen von Epileptikern und Jessen: [Die Brandstiftungen in Affekten und Geistesstörungen 1860] über einen an epileptischen Anfällen leidenden Brandstifter, der fünfmal Brand anlegte und sagte, der Gedanke steige plötzlich in ihm auf.

Die jetzt folgende Kasuistik wird uns beweisen, daß auch die Hysterischen mit ihrer charakteristischen Sucht, aufzufallen, vielfach Brandstifter werden.

Meyer[1]) teilt folgenden Fall mit: Ein 12jähriges hysterisches Mädchen hatte den Teufel gesehen und eine Stimme gehört, die ihr sagte, Feuer anzulegen. Sie hatte die Sucht, stets die Aufmerksamkeit auf sich zu lenken.

Kraus[2]) berichtet über ein 13jähriges hysterisches Mädchen, das 16 Brandstiftungen vollführte und vorher Drohbriefe schrieb.

Jolly[3]) teilt ebenfalls einen einschlägigen Fall mit.

Nach Birnbaum kommen gerade bei weiblichen psychopathischen Jugendlichen in der Zeit der Pubertät triebartige Delikte, wie z. B. Brandstiftungen, vor.

Arndt[4]) schreibt: Ein hysterisches Dienstmädchen hatte ihrer Herrin Angst gemacht, es werde einmal in einem verschlossenen Ascheimer Feuer entstehen, was diese für unmöglich erklärte. Darauf legte sie selbst Feuer an.

Über einschlägige Fälle berichten auch Horstmann und Ulrich.

Ulrich[5]) berichtet über ein 21jähriges melancholisches Dienstmädchen, das einen Brand angelegt hatte und Dr. H. Spitta[6]) berichtet über ein 20jähriges Mädchen, das an Hysterie und Epilepsie litt. Dasselbe legte zweimal Feuer. Als Erklärung gab das Mädchen an, nicht aus feindseliger Gesinnung gegen die Herrschaft gehandelt zu haben, sondern lediglich aus Mißmut.

Dr. jur. et med. Göring[7]) schildert ein seit dem 2. Lebensjahre an Epilepsie leidendes Dienstmädchen, das schon in ihrem 10. Lebensjahre den Zipfel ihres Bettuches ansteckte und später über die Straftaten äußerte, sie habe Freude am Feuer, auch habe man ihr befohlen, anzuzünden, sie habe nicht anders gekonnt. Es wurden bei ihr auch hysterische Symptome festgestellt.

Rosenblatt[8]) hebt anonyme Branddrohbriefe hervor, welche von einem Bauernmädchen vor der Tat geschrieben wurden.

---

[1]) Gerichtliches Gutachten über eine 12jährige Brandstifterin. Allg. Zeitschr. f. Psychol. 1857, Bd. 14, S. 227.

[2]) Zur Kenntnis der Brandstifter. Friedreichs Blätter f. gerichtl. Med. 1888, 8. Jahrg., Heft 3.

[3]) Obergutachten der wissenschaftlichen Deputation für das Medizinalwesen betr. Zurechnungsfähigkeit eines Brandstifters. Vierteljahrsschr. f. gerichtl. Med. 1889, Bd. 17, Heft 3, S. 18.

[4]) Pyromanie oder nicht? Vierteljahrsschr. f. gerichtl. Med. 1877, Bd. 26.

[5]) Melancholie mit Angst und Brandstiftung. Henkes Zeitschr. Bd. 31, S. 119.

[6]) Praktische Beiträge zur gerichtsärztlichen Psychologie. Rostock.

[7]) Die Gemeingefährlichkeit in psychiatrischer, juristischer und soziologischer Beziehung. Berlin, J. Springer, 1915.

[8]) Pyromanie oder verbrecherische Brandlegung. Groß, Archiv 1906, 23.

Ziemke[1]) berichtet über eine Brandstifterin, welche an Hystero-Epilepsie litt.

Dr. Berg[2]) schildert einen Fall von hysterischer Lethargie bei einer 20jährigen Brandstifterin, welche dreimal Feuer anlegte.

v. Wagner[3]) weist auf die Bedeutung des Traumlebens für den Brandstiftungstrieb, auf Feuerträume, die mit Lustgefühlen und Pollutionen einhergehen, hin.

Horlacher[4]) erzählt von einer 46—48jährigen Brandstifterin, welche in hohem Grade dem Morb. hyster. unterworfen war und auch öfters an konvulsivischen Anfällen litt.

Kroemer[5]) berichtet über eine 16jährige hysterische Brandstifterin, die vor dem Eintritt der Pubertät und ohne nähere Beweggründe die Tat ausführte.

Rousseau[6]) berichtet über ein 16jähriges hysterisches Mädchen, das zweimal Brand stiftete. Beide Brände fielen mit der ersten und zweiten Menstruation zusammen.

Herold[7]) berichtet über zwei Fälle von Brandstiftung bei Hysterie und Imbezillität.

Auch in den Sinnestäuschungen der Hysterischen spielt das Feuer eine gewisse Rolle.

Mönkemöller teilt einen entsprechenden Fall mit, ferner Burgl[8]) und Grunewald[9]).

Mönkemöller[10]) führt zwei Beobachtungsfälle an, aus denen hervorgeht, daß die Täter bei hysterischen Dämmerzuständen ebenso wie bei epileptischen später über die Tat keinen Aufschluß mehr geben können. Auch Benneke[11]) und Held[12]) berichten über Brandstiftung bei Hysterie.

Sehr bedeutsam ist der unmäßige Genuß von Alkohol für die Entstehung von Brandstiftungen.

Einen charakteristischen Fall schildert Weingart[13]): In der französischen Stadt Boix (Somme) herrschte ein Jahr hindurch die größte Aufregung wegen zahlreicher Brände. Endlich wurde als Täter ein Feuerwehrmann ermittelt. Er hatte die Brände angelegt, um während derselben und nachher zu kneipen, da in der dortigen Gegend bei Bränden die Wirtshäuser die ganze Nacht offen bleiben und die Feuerwehrleute unentgeltlich zu trinken bekommen.

---

1) Zurechnungsfähigkeit einer Brandstifterin. Obergutachten der Königl. wissenschaftl. Deputation für das Medizinalwesen. Vierteljahrsschr. f. gerichtl. Med., u. öffentl. Sanitätswesen, III. Folge, Bd. 17, S. 1.

2) Zeitschr. f. Medizinalbeamte 1906, 19. Jahrg., Nr. 7.

3) Zit. nach Birnbaum, Die psychopath. Verbrecher. Berlin 1914.

4) Henkes Zeitschr. f. d. St. A. K., Bd. 32, S. 83.

5) Jugendirresein, Hysterie, Brandstiftung, Freisprechung. Vierteljahrsschr. f. gerichtl. Med. III. Folge 1893, Bd. 5, Heft 2.

6) Beitrag zur Lehre von der Brandstiftungsmonomanie. Ann. medico-psych. 1881, Nov.

7) Inaug.-Dissertation zur Erlangung der Doktorwürde der med. Fakultät der Kgl. Universität zu Kiel. Heidelberg 1913.

8) Gutacht. üb. d. Geisteszust. d. Uhrmachersfrau D. Friedr. Blätt. f. gerichtl. Psych. 1901.

9) Archiv f. Psych., Bd. 8, S. 416.

10) Zur Kasuistik der forensischen, pathologischen Bewußtseinsstörung. Vierteljahrsschr. f. gerichtl. Med., u. öffentl. Sanitätswesen, III. Folge, Bd. 32, S. 1.

11) Mittlg. eines Gutacht. betreff. eine hyster. Brandstifterin Allg. Zeitschr. f. Psychiatrie 1906, 66, S. 588.

12) Eine hysterische Brandstifterin (?). Pitaval der Gegenwart, Bd. 4, S. 75, 1908.

13) l. c. S. 85.

Schlöss[1]) berichtet über einen an Alkoholismus leidenden Knaben von 13—14 Jahren, der 15 mal Brand anlegte.

Schwartze[2]) berichtet über einen 36jährigen, dem Alkohol ergebenen Arbeiter, der 6 Gebäude anzündete. Er vollführte die Tat, wenn er angetrunken aus dem Wirtshause kam.

Krafft-Ebing[3]) sagt, daß auch der Alkoholismus chronicus häufig zu Brandstiftungen führt.

Derselbe Autor[4]) berichtet über einen Fall, bei dem im Delirium tremens Brand gestiftet wurde.

Hoppe[5]) berichtet über zwei Fälle von wiederholten Brandstiftungen unter Einfluß des Alkohols, der Halluzinationen im Gefolge hatte.

Sommer[6]) berichtet über einen Brandstifter, der im pathologischen Rauschzustande Brand stiftete, weil man ihm ein Stück Brot verweigerte.

Schwartze[7]) erzählt folgenden Fall: Ein Gastwirt, der sehr erregt war, trank ein Glas Rotwein. Dann zündete er sein Bett an und warf Patronen in den Ofen. Später griff er seine Umgebung an und verfiel dann in einen abnormen Erregungszustand.

Puppe[8]) berichtet über einen solchen Brandstifter, der früher eine für die Erkrankung bedeutsame Schädelverletzung erlitten hatte und zu pathologischen Rauschzuständen neigte.

Göring[9]) schildert einen Fall von Gemeingefährlichkeit infolge von Dämmerzuständen und plötzlich auftretenden Erregungszuständen. Eine Installateursfrau legte im Dachstuhl ihrer Wohnung Feuer an und griff dann nacheinander 4 Personen mit einem Messer an und verwundete sie.

Mönkemöller[10]) teilt einen Fall von Dämmerzustand nach chronischer Alkoholvergiftung mit, bei dem die Brandstiftung ohne klares Motiv in die Erscheinung trat. Derselbe Autor[11]) berichtet auch über Brandstiftungen die in pathologischen Rauschzuständen verübt wurden.

Maradon de Montyel[12]) berichtet über einen Trinker, der sein Haus anzündete, um die Ermordung seiner Frau zu verdecken. Außerdem hatte er noch eine Reihe von Brandstiftungen und andere Verbrechen verübt.

Kirn[13]) führt einen Fall an, bei dem die Urteilsschwäche eines Paralytikers zur Brandstiftung führte.

---

[1]) Wiener med. Wochenschr. 1898, Nr. 32.

[2]) Tribunal 1887.

[3]) Das alkoholische Irresein. Maschkas Handbuch Nr. 610.

[4]) Das alkoholische Irresein. Maschkas Handbuch d. gerichtl. Med. Tübingen 1882.

[5]) Allg. Zeitschr. f. Psych. 1900, Bd. 57.

[6]) Kriminalpsychologie und Psychopathologie. Leipzig 1904, S. 143.

[7]) Transitorische Tobsucht. S. 130.

[8]) Alkohol und Zurechnungsfähigkeit. Der Alkoholismus, seine Wirkung und Bekämpfung. Bd. 4, S. 152.

[9]) Die Gemeingefährlichkeit in psychiatrischer, juristischer und soziologischer Beziehung. Berlin, J. Springer, 1915.

[10]) Deckung eines Erinnerungsdefektes durch Halluzinationen. Vierteljahrsschr. f. gerichtl. Med., III. Folge, Bd. 23, H. 1.

[11]) Der pathologische Rauschzustand und seine forensische Bedeutung. Groß' Archiv für Kriminalanthropologie.

[12]) L'encephale 1887, No. 1.

[13]) Die einfachen Psychosen. S. 282.

Burckhardt[1]) berichtet über einen 46jährigen Schneider, der an moralischem Irresein litt und sein Haus anzündete, um ins Zuchthaus zu kommen und Krafft-Ebing[2]) über einen 60jährigen Tagelöhner, der eine Pulverstampfe anzündete und damit in die Luft flog. Derselbe war lebensmüde.

Rösch[3]) führt drei Beispiele an, die es beweisen, daß auch die Mißgunst, der Neid und die Rachsucht des Greisenalters zur Brandstiftung führen können.

Die Brandstiftung Taubstummer ist meistens auf das Konto geistiger Schwäche zu setzen.

Schroeter[4]) berichtet über einen taubstummen, erblindeten Brandstifter, der deutlich an Schwachsinn litt.

Zuweilen nehmen Brandstifter ihre Zuflucht zur Simulation.

Kroemer[5]) berichtet über eine Hebamme, die die Scheune ihres Nachbarn anzündete. Sie verlegte sich später auf die Simulation.

Pelman[6]) erzählt: „Eine Frau hatte aus Rache ein Haus angezündet; sie simulierte Epilepsie und Geistesstörung."

Mönkemöller[7]) hat im Jahre 1912 240 Fälle aus der Literatur zusammengestellt. Es ergibt sich zunächst die auffällige Tatsache, daß die Feuerlust nur bei 13 Brandstiftern nachgewiesen ist.

An der Spitze der Beweggründe steht die Rache, die in 91 Fällen ausschlaggebend war; in 71 Fällen war kein Motiv angegeben. 74 Brandstifter hatten auch andere impulsive Handlungen begangen. Bei 59 Fällen wurde auch sonstige Kriminalität festgestellt.

Auf die einzelnen psychischen Krankheitszustände verteilt sich die Brandstiftung bei den 221 als pathologisch bezeichneten Fällen in folgender Weise:

Schwachsinn	68
Idiotie	3
Verlangsamte Entwickelung	5
Degenerationspsychosen	3
Allgemeine ethische Entartung	7
Dementia praecox	20
„ „	7
Manie	1
Melancholie	17
Paranoia chronica	6
Menstruationspsychose	1
Übertrag:	138
Übertrag:	138
Schwangerschaftspsychose	2
Epilepsie	27
Hysterie	18
Alcoholismus chronicus	19
Traumatische Psychosen	3
Neurasthenie	2
Angstzustände	4
Chorea	1
Multiple Sklerose	1
Dementia senilis	6
Summa:	221

Dem Alter nach verteilen sich die 240 Brandstifter:

bis 12 Jahre	10
12 „ 15 „	32
15 „ 18 „	47

[1]) Friedreichs Blätter 1890, Heft 4.

[2]) Melancholia sine delirio. Irrenfreund 1883, Nr. 3.

[3]) Deutsche Zeitschr. f. Staatsarzneikunde 1856, S. 157.

[4]) Psychiatrisches Gutachten über einen taubstummen, erblindeten Brandstifter.

[5]) Simulation von Geistesstörung. Vierteljahrsschr. f. gerichtl. Med. 1893, 3. Heft; Bd. 6, 2. Heft.

[6]) Einige medizinische Gutachten über zweifelhafte Gemütszustände. Friedreichs Blätter 1881, Heft 3.

[7]) Zur Psychopathologie des Brandstifters. Gross' Archiv f. Kriminalanthropol. u. Kriminalistik, Vogel, Leipzig 1912.

18 bis 21	Jahre	31
21 „ 25	„	31
25 „ 30	„	24
30 „ 40	„	26
40 „ 50	„	21
50 „ 60	„	12
60 „ 70	„	3
70 „ 80	„	3

Auf 150 pathologische männliche Brandstifter kommen 90 weibliche.

Von den 31 geisteskranken Brandstiftern, die seit 1890 in der Anstalt zu Hildesheim beobachtet wurden, waren nur 3 weibliche.

Unter 1920 Korrigendinnen, die Mönkemöller beobachtet hat, waren nur 7 Brandstifterinnen, unter 300 männlichen Brandstiftern war keine Brandstifterin.

Rizor[1]) stellte fest, daß unter 789 Fürsorgezöglingen der Provinz Westfalen in 6 Fällen als Grund der Fürsorgeerziehung Brandstiftung angegeben war.

Bei der Untersuchung von 589 Fürsorgezöglingen der Provinz Hannover fand Mönkemöller 11 Brandstifter. Die Zöglinge entstammten größtenteils ländlichen Bezirken.

Mönkemöller hat, um ein einheitliches Material zu gewinnen, 600 Insassen des Stephanstiftes bei Hannover untersucht. Nur 14 Brandstifter hat er bei dieser Untersuchung festgestellt, die alle psychopathologisch waren.

Der Autor hat dieselben Zusammenstellungen für weibliche, aus der Fürsorgeerziehung entlassene Zöglinge gemacht. Unter 200 Fällen hat er nur 3 Brandstifterinnen entdeckt. Im Jahre 1916 berichtet derselbe Verfasser, daß unter den in Anstalten untergebrachten schulpflichtigen Fürsorgezöglingen der Provinz Hannover 21 Brandstifter sich befanden[2]).

Nach Mönkemöller gibt es keine psychische Krankheit, auch keine Zustandsphase einer solchen, die ausschließlich oder auch nur in besonderem Maße die Brandstiftung als typisches Symptom für sich in Anspruch nehmen könnte. Selbst bei derselben psychischen Krankheit erwächst sie oft aus den verschiedensten Motiven unter ganz anderen Umständen und aus ganz anderer innerer Begründung heraus. „Einen Brandstiftungstrieb, der sich auf eine Form psychischer Störung beschränkt, die sich wesentlich von allen anderen Entladungsformen der Psychose unterscheidet, gibt es nicht.“

Dr. Karl Birnbaum[3]) sagt: „Auch ein echter Brandstiftungstrieb, d. h. ein von sinnlichen Gefühlen eingegebener Trieb zum Feueranzünden ist zweifellos bei Psychopathen recht selten. Ein Überblick über die Literatur beweist es.“

„Wie vorsichtig man in solchen Fällen mit der Annahme einer Triebhandlung sein muß, zeigt der folgende Fall, bei dem die Annahme eines Brandstiftungstriebes um so näher lag, als früher schon bei demselben Menschen exhibitionistische Handlungen vorgekommen waren, also Akte, die auch gerade bei

[1]) Rizor, Bericht an den Landeshauptmann der Provinz Westfalen über die Ergebnisse der psychiatrisch-neurologischen Untersuchung der in den Anstalten befindlichen, über 14 Jahre alten Fürsorgezöglinge Westfalens. Münster 1908.

[2]) Mönkemöller, Die kindliche Kriminalität in der Fürsorgeerziehung. Vierteljahrsschrift f. gerichtl. Med., Berlin 1916.

[3]) Die psychopathischen Verbrecher. Die Grenzzustände zwischen geistiger Gesundheit und Krankheiten in ihren Beziehungen zu Verbrechen und Strafwesen. 1914.

Psychopathen mit Vorliebe als triebartige (impulsive) Handlungen auftreten. Der 1878 geborene Tischler Z., welcher in den Jahren 1902, 1903, 1904 und 1906 viermal wegen Entblößung seiner Genitalien vor weiblichen Personen gerichtlich bestraft wurde, ist gelegentlich einer Anklage psychiatrisch untersucht worden. Da der Gutachter nur eine gewisse geistige Schwäche feststellen konnte, dagegen nichts, was für Alkoholeinwirkung oder impulsive Akte sprach, so erklärte er sich dahin, daß § 51 RStGB. nicht vorliege. 1906 kam Z. wegen Brandstiftung unter Anklage. Er hatte innerhalb einiger Monate fünfmal Brände in Kellern angelegt, das Feuer gemeldet und dafür die Meldeprämie — 3 Mark — erhalten. Anfangs leugnete Z., der Täter zu sein, gab aber nachher zu, wegen der Meldeprämie einige Male Feuer gelegt zu haben und sagte später, er müßte es wohl in einem Anfall von Geisteskrankheit getan haben; er sei schon früher für geistig minderwertig erklärt worden.

Z. kam nun wieder zur ärztlichen Begutachtung. Es wurde festgestellt, daß er ein erblich, insbesondere von Vaters Seite mit Alkoholismus belasteter, geistig schlecht entwickelter Mensch sei, der ängstlich und befangen erscheine und sich anfallsweise im Anschluß an Ärger exzessivem Alkoholgenuß hingebe. Der Gutachter erachtete im Hinblick auf seine Angaben, daß er vor den Straftaten Alkohol konsumiert habe und an Schwindelanfällen leide, die Möglichkeit nicht für ausgeschlossen, daß eine vorübergehende geistige Störung im Sinne des § 51 RStGB. zur Zeit der Tat vorlag. Z. wurde daraufhin außer Verfolgung gesetzt und in die Irrenanstalt überführt[1]).“ Neuerdings hat Hans Schmid[2])-Basel alle in den Strafanstalten des Kantons Waadt befindlichen Brandstifter männlichen und weiblichen Geschlechtes untersucht. Mit Hinzuziehung von 263 Fällen der Literatur konnte der Verfasser aus 500 Fällen seine Schlüsse ziehen. 64% der Männer standen bei Begehung der Tat unter dem Einfluß des Alkohols. Um die Zeit der Brandstiftung kamen bei den Tätern nicht selten Anfälle von epileptischer Art vor, die sich sonst nie wiederholten.

Zu erwähnen sind auch die Arbeiten von J. Cuché, Du crime d'incendie. Bern 1890, L. Franck, Brandstiftungen, Diss. Bern 1906, Gautier. Etude sur le crime d'incendie Thèse. Genève 1884, Hesselinck, Zwei Fälle von Brandstiftung, Groß' Archiv 1909 und Pannenberg, Beitrag zur Psychologie des Verbrechers, insbesondere des Brandstifters, Diss. Groningen 1912.

Statistische Mitteilungen über Brandstiftungen.

Die meisten Brandstiftungen geschehen auf dem Lande.

Bauer[3]) sagt, daß 50% aller Brände auf dem Lande gelegt werden. Bei Brandstiftungsprozessen werden deshalb Landleute, weil sie gegen den Angeklagten voreingenommen sind, als Geschworene von dem Verteidiger in der Regel abgelehnt.[4])

Nach Aschaffenburg sind die in der Landwirtschaft und Forstwirtschaft Tätigen besonders stark bei der Brandstiftung vertreten. Das Motiv ist meistens Rache.

[1]) Siehe Anm. 3 auf S. 34.

[2]) Hans Schmid, Zur Psychologie der Brandstifter-Psycholog. Abhandl. von Dr. C. Jung. Franz Deutickes Verlag 1914. Leipzig und Wien.

[3]) Über das Verbrechen der Brandstiftung. Groß' Archiv 1905, Bd. 20, S. 134.

[4]) Zurbonsen, Das zweite Gesicht.

Nach Wulffen[1]) kommt die vorsätzliche Brandstiftung häufig in den Bezirken Gumbinnen, Liegnitz, in Niederbayern, Bautzen, Donaukreis, beiden Mecklenburg, ganz selten aber in Berlin vor. Der Unterschied von Stadt und Land ist von Bedeutung, weil auf dem Land ein Brand unbemerkbar gelegt werden kann.

Für das häufigere Vorkommen von Bränden auf dem Lande spricht auch die Tatsache, daß nach Mitteilung des Polizeidirektionspräsidenten in Essen in dem großstädtischen Polizeibezirk Essen a. d. Ruhr im Jahre

1912	nur 1
1913	„ 3
1914	„ 1
1915	„ 1

vorsätzliche Brandstiftung festgestellt wurde.

Von den 240 Brandstiftern Mönkemöllers gehören 177 den ländlichen Berufen an.

Nach Finkelnburg[2]) betrug die Gesamtzahl der im Jahre 1909 in Deutschland wegen vorsätzlicher Brandstiftung Verurteilten 446. Davon waren 78 weibliche, 368 männliche, 137 jugendliche im Alter von 12—18 Jahren, 203 vorbestrafte und 243 erstbestrafte Individuen.

In Schweden[3]) kamen während der Jahre 1901—1906 141 Fälle von Brandstiftung zur Verurteilung. Davon wurden von den Tätern 40 für geisteskrank erklärt.

Wulffen[4]) gibt eine Statistik der Brandstiftungen in Sachsen:

Jahr	erwiesen	mutmaßlich
1898	56	467
1899	41	470
1900	63	437
1901	47	504
1902	44	515
1903	65	516
1904	38	527

Herz[5]) nimmt an, daß die Brandstiftung in Österreich im Abnehmen begriffen ist.

Wulffen[6]) nimmt ebenfalls für Deutschland ein Abnehmen der Brandstiftungen an.

Nach statistischen Ermittlungen von Kassner[7]) kamen in dem Zeitabschnitt von 1878—1889 in Deutschland jährlich durchschnittlich 4000 Brandstiftungen vor. Auf 7 Brandstiftungen kam aber nur 1 Verurteilter. Der Grund für dieses ungünstige Ergebnis der Strafrechtspflege liegt nach Weingold[8]) in den eigen-

[1]) Psychologie des Verbrechers. S. 424.

[2]) Finkelnburg, Die Bestraften in Deutschland. Berlin 1912, J. Guttentags Verlagsbuchhandlung.

[3]) Olaf Kinberg, Über das strafprozessuale Verfahr. i. Schweden. Halle, C. Marhold 1913.

[4]) Psychologie des Verbrechers, Bd. 2, S. 397.

[5]) Verbrechensbewegung in Österreich in den letzten 30 Jahren.

[6]) Psychologie, S. 424.

[7]) Die Ursachen der in Deutschland während der 12 Jahre von 1878 bis 1889 stattgehabten Brände, 1891.

[8]) Kurze Anleitung zum Untersuchen von Brandstiftungen. Merseburg 1911.

artigen Schwierigkeiten, die sich der Ermittlung und Überführung eines Brandstifters entgegenstellen. Viel leichter als andere Verbrecher kann der Brandstifter seine Tat unauffällig verüben, er kann sich für seine Tat diejenige Zeit auswählen, in der er Entdeckung am wenigsten zu befürchten hat und braucht nur geringfügige Vorbereitungen, endlich werden die Spuren seiner Tat vielfach durch die Flammen vertilgt. Das ungünstige Verhältnis zwischen den angestellten Erhebungen und den erhobenen Anklagen beleuchtet auch folgende Zusammenstellung der Staatsanwaltschaft Troppau, die sich über die Jahre 1899—1903 erstreckt[1]):

Jahr	Gesamtzahl der Anzeigen	Eingestellt	Angeklagt	Von den Angeklagten		Von den Verurteilten	
				freigesprochen	verurteilt	nicht geständig	geständig
1899	79	75	4	1	3	1	2
1900	83	77	6	—	6	2	4
1901	100	94	6	4	2	1	1
1902	109	101	8	2	6	—	6
1903	113	109	4	—	4	—	4

Nach den Mitteilungen für die öffentlichen Feuerversicherungsanstalten[2]) hat der Verlauf der wegen vorsätzlicher und fahrlässiger Brandstiftung während der 5 Jahre 1908—1912 in Preußen stattgehabten Rechtsverfolgung nach dem Statistischen Jahrbuch für den Preußischen Staat folgende Entwickelung genommen:

Die Zahl der Handlungen, die die Ursache der rechtskräftigen Verurteilungen bildete, betrug

1908	783
1909	1130
1910	640
1911	991
1912	730

Es betrug ferner die Zahl der verurteilten Personen:

	überhaupt	auf je 100 000 der strafmündigen Zivilbevolkerung
1908	725	3
1909	1103	4
1910	622	2
1911	971	3
1912	721	2

Von hundert der Verurteilten waren:

	weibliche	jugendliche	vorbestraft
1908	17	32	30
1908	16	31	23
1910	20	25	30
1911	16	26	28
1912	17	27	29

---

[1]) Betrachtungen über das Verbrechen der Brandlegung von W. Richard Bauer, k. k. Staatsanwaltschaftssubstitut in Troppau. Groß' Archiv f. Kriminalanthropologie 1905, Bd. 20, S. 135.

[2]) Zeitschr. f. Versicherungswesen u. Feuerschutz, 47. Jahrg., Nr. 21/22.

Aus der Aufstellung für die einzelnen ist zu ersehen, daß besonders einzelne östliche und nördliche Regierungsbezirke durch hohe Brandstifterverhältniszahlen hervortreten. Auffällig ist der unter dem Staatsdurchschnitt stehende Verhältnissatz von Berlin. Er findet zum Teil wohl darin seine Erklärung, daß hier im Angesichte der baulichen Verhältnisse und des umfassenden Feuerschutzes die vorsätzliche Brandstiftung als wenig aussichtsvoll und nicht zum Ziele führend erscheint und daher vielfach gar nicht versucht wird.

Im Bezirk der Westfälischen Provinzial-Feuer-Sozietät[1]) kamen vor:

1909 . . .	15	vorsätzliche	Brandstiftungen	durch	Versicherte
	2	,,	,,	,,	andere Personen im Einverständnis mit dem Versicherten
	81	,,	,,	,,	andere Personen ohne Einverständnis
1910 . . .	16	,,	,,	,,	Versicherte
	1	,,	,,	,,	andere Personen im Einverständnis mit dem Versicherten
	100	,,	,,	,,	andere Personen ohne Einverständnis
1911 . . .	21	,,	,,	,,	Versicherte
	4	,,	,,	,,	andere Personen im Einverständnis mit dem Versicherten
	116	,,	,,	,,	andere Personen ohne Einverständnis
1912 . . .	25	,,	,,	,,	Versicherte
	3	,,	,,	,,	andere Personen im Einverständnis mit dem Versicherten
	112	,,	,,	,,	andere Personen ohne Einverständnis
1913 . . .	20	,,	,,	,,	Versicherte
	2	,,	,,	,,	andere Personen im Einverständnis mit dem Versicherten
	134	,,	,,	,,	andere Personen ohne Einverständnis.

Volkswirtschaftliche Bedeutung der Brandstiftungen. Ihre Beziehungen zum Kriege. Kinderbrandstiftungen.

Von volkswirtschaftlichem Interesse ist die Tatsache, daß in den Jahren

1909	472 589,02 *M*
1910	587 961,10 ,,
1911	683 935,27 ,,
1912	642 742,83 ,,
1913	799 430,37 ,,

von der Westf. Feuer-Sozietät für vorsätzliche Brandstiftungen zu zahlen waren. Dagegen wurden im Jahre 1915, dem ersten Jahre, das in seiner gesamten Ausdehnung in den Weltkrieg entfällt, für vorsätzliche Brandstiftungen 473 483,31 *M* ausgegeben.

Von Interesse ist auch die Tatsache, daß

1909	4 Brände
1910	2 ,,
1911	1 Brand
1912	2 Brände
1913	1 Brand

von Geisteskranken angelegt wurden.

[1]) Berichte der Westf. Prov.-Feuer-Sozietät, Direktion Münster, für die Jahre 1909, 1910, 1911, 1912, 1913.

In den Jahren

1909	wurde	gegen	12	Personen
1910	,,	,,	15	,,
1911	,,	,,	16	,,
1912	,,	,,	21	,,
1913	,,	,,	18	,,

von der Staatsanwaltschaft Anklage wegen vorsätzlicher Brandstiftung erhoben. Sie wurden sämtlich wegen mangelnder Beweise außer Verfolgung gesetzt oder freigesprochen.

Dagegen wurden

1909	wegen	vorsätzlicher	Brandstiftung	6	Personen
1910	,,	,,	,,	8	,,
1911	,,	,,	,,	6	,,
1912	,,	,,	,,	6	,,
1913	,,	,,	,,	9	,,

wegen vorsätzlicher Brandstiftung zu längeren Zuchthaus- und Gefängnisstrafen verurteilt.

Außerdem wurde in den Jahren 1910 und 1912 je eine Person wegen versuchter Brandstiftung zu 1 Jahr Gefängnis und im Jahre 1913 eine Person wegen Anstiftung zur vorsätzlichen Brandstiftung in 3 Fällen zu 2 Jahren 6 Monaten Zuchthaus verurteilt.[1])

In diesem Zusammenhange sei darauf hingewiesen, daß die zu Beginn des jetzigen Krieges gehegte Besorgnis, infolge von Einberufungen vieler Feuerwehrleute zu den Fahnen würde der Umfang der Brände zunehmen, nach den bisherigen Beobachtungen nicht begründet zu sein scheint. Nach einer persönlichen Mitteilung des Generaldirektors der Feuer-Sozietät zu Münster i./W. haben vielmehr in dieser Zeit in dem hiesigen Bezirke die Brände und insbesondere die Brandstiftungen erheblich abgenommen.

Inwieweit das durch den Krieg erhöhte Interesse der Bevölkerung an der Erhaltung des Eigentums, die während des Kriegszustandes angedrohte strenge Ahndung von Brandstiftungen, der verschärfte öffentliche Sicherheitsdienst, die Säuberung des Landes von Landstreichern und ähnliche Umstände als Vorbeugungsmittel gegen Brandgefahr gewirkt haben, kann natürlich nur gemutmaßt werden.

Nach dem Verwaltungsbericht des Direktors der Städte-Feuer-Sozietät der Provinz Brandenburg für 1914 war gegenüber den sonstigen ungünstigen Einwirkungen des Krieges auf die Bautät gkeit und die Gebäudeversicherung als günstiger Umstand die starke Verminderung der Brandschädenfälle seit dem Kriegsausbruche hervorzuheben. Die Zahl der Brandschäden an Gebäuden sank im Jahre 1914 gegenüber dem Vorjahre von 740 auf 612, an Mobiliar von 417 auf 357, insgesamt von 1157 auf 969. Infolgedessen erforderten die Brandschäden nur 333 229 ℳ gegen 638 897 ℳ Vergütung, also über 305 000 ℳ weniger[2]).

Über eine erhebliche Verringerung der Schadenfeuer auf dem Lande während des Krieges berichtet die Magdeburgische Zeitung — vgl. Mitteilungen aus dem Kriegsernährungsamt, 1. Jahrg., vom 15. September 1916, Nr. 227 — auf Grund einer Rückfrage bei der Magdeburgischen Landfeuersozietät, ob die Schaden-

---

[1]) vgl. Berichte der Westf.-Prov.-Feuer-Sozietät für die Jahre 1909—1913.

[2]) Der Feuerwehrmann, Wochenschr. f. Feuerlöschwesen, Barmen, 6. Februar 1915.

feuer auf dem Lande während des Krieges erheblich zugenommen hätten, folgendes: „Das Ergebnis der Befragung ist ein außerordentlich erfreuliches, zeigt es uns doch einmal wieder, wie sich unsere Landbevölkerung ihrer schweren Pflicht, für die Ernährung des deutschen Volkes alles zu tun, was in ihren Kräften steht, voll bewußt ist. Nicht ganz ungerechtfertigt mögen die Befürchtungen sein, daß z. B. von den zur Landarbeit herangezogenen Kriegsgefangenen leicht Brandstiftungen verursacht werden könnten, ebenso sind die Gefahren der Entstehung von Bränden durch Kinder, welche infolge der um das Vielfache gesteigerten Arbeit der Mütter häufig unbeaufsichtigt bleiben müssen, bedeutend gestiegen. Überhaupt sind die Gefahrenmomente für die Entstehung von Schadenfeuern auf dem Lande erheblich gestiegen, um so erstaunlicher und ehrenvoller für die Landleute sind die nachfolgenden Daten.

Die Gesamtzahl der im Sozietätsgebiet vorgekommenen, von der Sozietät zu entschädigen gewesenen Brände betrug:

im Jahre 1913	1277 Brände	
„ „ 1914	1260 „	
„ „ 1915	912 „	und
„ laufenden Jahre bis jetzt . . .	480 „	.

Von diesen Bränden entfielen auf:

	Blitzschläge	Kinderbrandstiftungen	Bauliche Mängel	Verwahrlosungen	Vorsätzl. Brandstiftung		Explosionen	Andere Ursachen	Ganz unermittelte Brände
					eigene	durch dritte			
1913	266	64	56	468	13	123	5	212	75
1914	270	49	52	434	11	101	4	219	120
1915	142	74	54	399	7	40	17	89	90
1916	154	37	30	160	2	17	14	24	42.“

Das Kriegsernährungsamt bemerkte hierzu:

„Die Zahlen sprechen besser als Worte. Es ist mit Sicherheit anzunehmen, daß auch die Erfahrungen anderer großer Feuerversicherungen ähnliche günstige Resultate ergeben. Es liegt also keine Ursache zur Beunruhigung vor. Immerhin möchte das Kriegsernährungsamt nicht verfehlen, darauf hinzuweisen, wie wichtig es gerade jetzt ist, der Verhütung von Schadenfeuern in Land und Stadt die allergrößte Aufmerksamkeit zu widmen. Auch die wenigen Brände reißen noch für die Gesamtheit wahrnehmbare Lücken in unsere Bestände. Mit viel gutem Willen und vermehrter Aufmerksamkeit wird man auch sie noch erheblich beschränken können.“

Andererseits kommt es aber auch im Kriege seitens plündernder Horden häufig zur Brandstiftung. So sind, wie ein „Die wahren Hunnen“ überschriebener Artikel der „Kölnischen Zeitung“ im Anschluß an den deutschen Tagesbericht vom 18. März 1915 ausführt, russische Reichswehrhaufen im äußersten Zipfel Ostpreußens erschienen und haben mit Brand und Plünderung Güter und Dörfer zwischen Memel und der Grenze heimgesucht. Unfähig zu einer wirklich militärischen Betätigung können diese Horden sich austoben, wo sie keinen Widerstand durch Truppen finden. Neben vieler Gutmütigkeit besitzt der Russe einen in ihm schlummernden Hang zu sinnloser Zerstörung und zur Grausamkeit. „Das Anstecken von Häusern liegt ihm im Blut“ und jedesmal, wenn es im Volke gärt, wird in den Dörfern und den meist aus Holz gebauten Städten eine richtige Seuche von Brandstiftungen bemerkt. Gerade Ostpreußen, das längere Zeit die Russen in seinen Grenzen beherbergen mußte, hat schwer unter den dort von ihnen verursachten Brandstiftungen gelitten, und zwar besonders bei ihrem zweiten Einfall. Dafür zeugt die fast gänzliche Verwüstung des Kreises Osterode. Einen trostlosen Anblick bot Ortelsburg, etwa $^2/_3$ der Stadt waren dem Brande zum Opfer gefallen. Ähnlich sah es in Kreis und Stadt Johannisburg aus. Weit schlimmer hausten die Russen in Goldap und Umgegend. Die Kosaken haben dort systematisch täglich 1—2 Häuser aus reiner Lust am Sengen in Brand gesteckt. Auch Kreis und Stadt Stallupönen haben schwer gelitten, ebenso war Eydtkuhnen nicht mehr wiederzuerkennen. Wie überall, so haben sich die Russen auch im Kreise Darkehmen das erstemal verhältnismäßig anständig benommen und Gebäude nur aus militärischen Gründen niedergebrannt. Beim zweiten Einfall haben sie aber wie die Vandalen gehaust und alles niedergebrannt[1]). In den „Geschichtlichen Urkunden aus Deutschlands eisernen Jahren 1914/15"[2]) finde ich eine vom General der Kavallerie v. Rennenkampf an die Einwohner Ostpreußens gerichtete Bekanntmachung, in der gesagt wird, daß Orte, in denen auch der kleinste Anschlag auf das russische Heer verübt wird, oder in denen den Verfügungen desselben Widerstand geleistet wird, sofort niedergebrannt werden.

Der Gouverneur von Insterburg, Dr. Bierfreund, machte im Auftrage des Generals Rennenkampf in einem Kommandanturbefehl vom 27. August 1914 folgendes bekannt: „Fällt noch einmal aus einem Hause ein Schuß, so wird das Haus, fällt ein weiterer Schuß, so werden die Häuser der betreffenden Straße, und fällt ein dritter Schuß, so wird die ganze Stadt in Brand gesteckt."

Eine dritte Bekanntmachung vom 11. September 1914 lautete wörtlich: „Es ist durch die amtliche Untersuchung der Militärobrigkeit des Kaiserlich Russischen Heeres festgestellt, daß gestern während des Kreuzens von russischen und deutschen Aeroplanen über der Stadt Insterburg aus der Braschesehen Fabrik Revolverschüsse von den Einwohnern Insterburgs abgegeben sind. Seine Exzellenz General v. Rennenkampf hat mir befohlen, bekanntzugeben, daß im Wiederholungsfalle die betreffenden Häuser und Straßen ebenso in Brand gesteckt werden wie die augenblicklich noch brennende Braschesche Fabrik. Der Gouverneur, gez. Dr. Bierfreund."

Diese Schutthaufentaktik beobachteten die Russen aber nicht nur im feindlichen Lande aus strategischen Gründen, sondern auch in ihrem eigenen Lande. Wie der Generalmajor von Ziegesar in seinen Artikeln „Vom östlichen Kriegsschauplatz"[3]) ausführt, „künden weit durch die Gegend ziehende Rauchfahnen in Rußland die Bahn der zurückweichenden Russen. Je stärker die Kolonne, um so mehr Häuser brennt sie an. Ganze Dörfer, ungezählte Höfe, ein blühender Besitz gehen hier im Frevel brutaler Asiaten, die uns eine neue Kultur bringen sollten, verloren". Nach dem „Kurjer-Plocki" brannten in Civiklisnek sämt-

---

[1]) Parlamentarische Besichtigungsreise durch Ostpreußen. Von einem preußischen Landtagsabgeordneten.

[2]) Paul Rüben, Charlottenburg, herausgegeben im Auftrage des Wohlfahrtsausschusses für das deutsche Heer.

[3]) Münsterscher Anzeiger.

liche Gehöfte mit der Molkerei. Smardjewo wurde vollständig eingeäschert, die umliegenden Dörfer büßten die Hälfte ihrer Gebäulichkeiten durch Brand ein. Nach dem „Kurjer Swoski" sind die Verwüstungen der Russen durch Brand in den Gouvernements Lublin und Cholm furchtbarer Art. Gemäß dem erhaltenen strikten Befehl hinterließ die russische Armee auf ihrem Rückzug nur die Ruinen eingeäscherter Dörfer und Städte. Was immer den Russen in den Weg kam, ob Bauerngehöfte, Scheunen, Windmühlen, Getreide- oder Strohschober, alles wurde in Brand gesteckt. So geht die Zahl der durch die Russen in Brand gesteckten Gehöfte und Ortschaften in das Unendliche. Auch die „L. N. N." berichten, um noch eins von den vielen Beispielen anzuführen, daß an allen Straßen von Wolhynien bis nach Wladini-Wilinski, auf denen sich die geschlagene russische Armee zurückzog, von den Dörfern — und es waren von Russen bewohnte, friedliche Dörfer — nur noch die gemauerten Schornsteine standen. Die Häuser waren niedergebrannt.

Der Reichskanzler wies in einer seiner großen Reden im Reichstage auf die ungeheueren Verwüstungen der Russen in Polen hin. Von den in Betracht kommenden Dörfern in einer Anzahl von 27 000 waren ungefähr 1000 durch Brandstiftung zerstört.

Die dem Hause der Abgeordneten überreichte „Denkschrift über die Beseitigung der Kriegsschäden in den vom feindlichen Einfall berührten Landesteilen" führt in zusammengefaßter Form die durch die russischen Heere während ihrer ersten und zweiten Besetzung von Teilen der Provinz Ostpreußen verübten umfangreichen Brandlegungen vor Augen. Besonders während des zweiten Einfalls wurden Gehöfte, Dörfer und Städte ohne jede militärische Notwendigkeit in Schutt und Asche gelegt. Schon während des ersten Vormarsches brannten bereits einzelne Häuser und Teile von Ortschaften nieder. Bei diesen Bränden konnte aber noch nicht von einer planmäßigen Vernichtung die Rede sein, während jedoch bei dem zweiten Einfall ein viel überlegteres Vorgehen des russischen Militärs festzustellen war. Die Hauptschäden verursachten besonders die russischen Brandkommandos, die mit Zündstreifen versehen die Kreise durchzogen und die Ortschaften in Brand zu stecken suchten. In dieser Weise haben sie besonders in den Kreisen Neidenburg und Pillkallen gehaust. Von Brand- und Trümmerschäden sind in der Provinz Ostpreußen rund 34 000 Gebäude betroffen worden. 3100 Gebäudezerstörungen entfielen auf die Städte und 30 900 auf das Land. In mindestens 100 000 Wohnungen ist der Hausrat völlig und in fast ebensoviel weiteren teilweise vernichtet worden. Die Gesamtschadensumme wird einschließlich der Gebäudeschäden auf $1^1/_4$—$1^1/_2$ Milliarden geschätzt.

Es ist nun leicht erklärlich, daß unsere Feinde uns auch im eigenen Lande durch Brandstiftung zu schaden suchen. Sie dingen sich Individuen, die in ihrem Solde wichtige Bauten, vor allen Dingen Magazine mit Lebensmitteln, in Brand stecken sollen. Dieser Umstand veranlaßte auch die „Hannoversche Land- und Forstw.-Ztg.", auf derartiges herumstreifendes Gesindel hinzuweisen. Gleichzeitig gab das Blatt manche Fingerzeige, um sich vor diesen fluchwürdigen Brandstiftungen zu schützen.

Besonders aber haben naturgemäß unsere Behörden auf Brandstifter während der Kriegszeit ein wachsames Auge. So erließen die einzelnen Generalkommandos entsprechende scharfe und wirksame Bestimmungen. Zufällig liegt mir eine Warnung des stellv. Generalkommandos X. A.-K. vom 24. November 1914 vor, welche folgenden Wortlaut hat:

„Im Bezirke des X. Armeekorps sind in den letzten Wochen verschiedentlich Gebäude durch Feuer zerstört worden. Es besteht der dringende Verdacht der Brandstiftung. Ich weise zur Warnung darauf hin, daß nach § 4 des Einführungsgesetzes zum RStG. und § 8 des Gesetzes über den Belagerungszustand nach Erklärung des Kriegszustandes auf das Verbrechen der Brandstiftung verschärfte Strafbestimmungen in Anwendung kommen, nach denen dieses Verbrechen unter Umständen mit dem Tode zu bestrafen ist.

Hannover, den 24. 11. 1914. Der komm. General

v. Linde-Suden, General der Infanterie."

Ebenso erließ das stellv. Generalkommando des VII. Armeekorps Mitteilungen über Brandstiftung, deren Wortlaut folgender ist:

„Nachdem die Ernte begonnen hat, wird auf die Gefahr von Brandstiftungen für diese, die unmittelbar unsere Brotversorgung betreffen würde, aufmerksam gemacht. Bei der Bergung der Ernte erscheint es ratsam, das auf dem Felde unterzubringende Getreide möglichst in nicht zu großen Massen aufzuhäufen. Auf herumstreifendes Gesindel wolle die Landbevölkerung ein wachsames Auge halten. Brandstiftung zu Kriegszeit wird besonders streng, unter Umständen mit Todesstrafe geahndet."

Auch der Landrat des Kreises Höchst a. M. hat eine Bekanntmachung erlassen, die mir beachtenswert erscheint und folgenden Wortlaut hat:

„England dingt nachgewiesenermaßen durch Agenten in Deutschland verbrecherisches Gesindel, um die deutschen Korn- und Mehllager in Brand zu setzen oder in die Luft zu sprengen. Diese echt englische Niedertracht soll dem Aushungerungsplan unserer Feinde zum Erfolg verhelfen. Deutsche Wachsamkeit ist berufen, auch dieses hinterlistige Vorgehen zu vereiteln. Ich bitte alle Kreiseingesessenen, von etwaigen verdächtigen Beobachtungen auf dem schnellsten Wege sowohl mir wie der zuständigen Ortspolizeibehörde Kenntnis zu geben."

Von derselben Voraussetzung ausgehend erfolgte am 14. April 1915 unter der Überschrift „Brandstiftung gleicht Landesverrat" folgende amtliche Mitteilung des W. T. B.:

„Nachdem die Zahl der vorsätzlichen Brandstiftungen in der Provinz Brandenburg längere Zeit erheblich zurückgegangen war, scheint neuerdings die Gefahr der vorsätzlichen Brandstiftungen namentlich an Erntevorräten wieder zu wachsen. Es bedarf keiner näheren Darlegung, daß die Vernichtung von Erntevorräten in jetziger Zeit dem Landesverrat gleichzuerachten ist und von einer ganz besonders niederträchtigen und strafwürdigen Gesinnung zeugt. Die Staatsanwaltschaften des Kammergerichtsbezirks sind daher von zuständiger Stelle angewiesen, das brandamtliche Verfahren in jedem Falle auf das strengste durchzuführen und auf die beschleunigte Aburteilung der Brandstifter unter Verhängung schwerster Strafen hinzuwirken"[1]).

So richtete auch der Minister der öffentlichen Arbeiten einen besonderen

[1]) Mitteil. f. d. öffentl. Feuervers.-Anst. 47. Jahrg. 1915, S. 182.

Erlaß an die Königlichen Eisenbahndirektionen, worin er angesichts der gegenwärtigen Lage des Landes und der Notwendigkeit, die Erzeugung von Nahrungsmitteln zu fördern und zu schützen, besonders darauf hinweist, die Einrichtungen gegen den Funkenauswurf an den Lokomotiven sorgfältig zu untersuchen, um etwaigen Brandschäden an den Feldfrüchten und der Ernte vorzubeugen.

Daß unsere Feinde auf alle mögliche Art und Weise die Volksernährung ihrer Gegner zu untergraben suchen, beweist der bulgarische Generalstabsbericht vom 17. Juni 1916. Dort heißt es u. a.:

„Seit kurzem vernichten die Engländer und Franzosen die Ernte mittels Brandbomben. Am 16. Juni warfen vier französische Flugzeuge in der Umgebung der Dörfer Zineli und Tarachmanli an der Mesta-Mündung einige Bomben von besonderer Beschaffenheit, um die Äcker in Brand zu setzen. Sie verursachten Brände, die sofort gelöscht wurden.“

In diesem Zusammenhang erscheint es zweckmäßig, uns ein Bild darüber zu machen, welch ungeheure Summen durch Brandschäden im allgemeinen verlorengehen. Diese Tatsache wird am besten illustriert durch die folgenden den „Mitteilungen für die öffentlichen Feuerversicherungsanstalten“ (47. Jahrgang, 1915) entnommenen Zahlen:

Der Totalbrandschaden betrug in Preußen

1881	54 100 000 ℳ
1884	61 000 000 „
1902	76 100 000 „
1912	110 400 000 „

Während im Jahre 1913 im Großherzogtum Baden 9 052 402 ℳ Nationalvermögen durch Brandschaden vernichtet wurden, vernichteten im Jahre 1914 172 Feuersbrünste allein im Großherzogtum Sachsen-Meiningen Nationalwerte in Höhe von 2 342 953 ℳ. Durch Waldbrände im Königreich Preußen gingen 1904: 1 344 867 ℳ, 1909: 1 698 955 ℳ verloren, während in dem ausgesprochenen Dürrjahr 1911 an durch Brand zerstörten Waldungen ein Wertbetrag von 2 929 834 ℳ Nationalvermögen auf das Verlustkonto gesetzt werden mußten.

Die einschneidenden volkswirtschaftlichen Schädigungen, welche die durch Feuerschaden verursachten Wertverluste für unsere Volksernährung im Gefolge haben, sei durch Zahlenmaterial bewiesen.

Das Königl. Preußische statistische Landesamt gibt in seiner Brandstatistik[1]) für das Jahr 1913 folgende Schadenziffern an:

	Staat ℳ	Stadt Berlin ℳ	Kreisstädte, übrige Städte ub. 20 000 Einw. ℳ	Kleinstädte ℳ	Landgemeinden ℳ	Gutsbezirke ℳ
Immobiliar- und Mobiliarschaden	120 155 866	3 503 070	20 412 232	17 070 446	64 980 298	14 189 820
Davon entfielen allein auf Vieh	1 421 787	931	22 445	62 947	987 744	347 720
und landw. Prod., Viehfutter . . .	13 098 694	4 541	408 570	846 809	7 290 404	4 548 370

[1]) Mitt. f. d. öffentl. Feuervers.-Anst. 48. Jahrg. Nr. 1/2 v. 15. 1. 1916. S. 33.

Ferner betrugen Brandschäden an Viehbestand und der sonstigen landwirtschaftlichen Produktion durchschnittlich in Preußen:

Jahr	Brandschaden		Auf 1000 Einwohner entfallen Brandschäden		verwendete Bevolkerungsziffern in 1000 gegen Ende des	
	an dem Viehbestand ℳ	an landwirtschaftl. Prod. Viehfutter ℳ	an dem Viehbestande ℳ	an sonstigen landwirtsch. Produkten ℳ	Jahres	in 1000
1881—1884	1 134 813	8 328 804	40,98	300,73	1882	27 695
1885—1888	1 124 769	9 044 142	39,26	315,72	1886	28 646
1889—1892	1 067 950	9 426 909	36,65	314,70	1890	29 955
1893—1896	1 215 891	10 676 234	38,63	399,19	1894	31 476
1897—1900	1 269 381	11 359 951	37,98	339,85	1898	33 426
1901—1904	1 386 999	10 412 877	38,96	292,49	1902	35 601
1905—1908	1 471 874	11 563 836	38,87	305,37	1906	37 868
1908—1912	1 460 401	11 621 945	36,36	289,36	1910	40 165
desgl. in Baden:						
1904—1907	44 500	459 100	19,74	230,52	1905	2010,7
1908—1911	50 600	703 400	23,92	332,47	1909	2115,7

Betrachtet man die mitgeteilten Zahlenreihen, so ist zunächst festzustellen, daß absolut dem Geldwerte nach unzweifelhaft eine Mehrung der Brandschäden an Viehbestand und den landwirtschaftlichen Produkten vorliegt, relativ dagegen nicht, denn beim Viehbestande bewegt sich die Einwohnerquote $^0/_{00}$ in absteigender Richtung, während bei den landwirtschaftlichen Produkten vorübergehend eine Mehrung der Quote auftritt.

An Getreide wurde in Preußen durch Brände im Jahresdurchschnitt

1881—1884:	55 864 t Roggen	1897—1900:	89 899 t Roggen
1885—1888:	74 243 t „	1901—1904:	83 002 t „
1889—1892:	58 256 t „	1905—1908:	75 715 t „
1893—1896:	94 709 t „	1909—1912:	76 551 t „

außerdem an Schweinefleisch

1881—1884: 9 907 Doppelzentner 1909—1912: 10 041 Doppelzentner

vernichtet.

Charakteristisch ist, daß zu den Zeiten des tiefsten Preisstandes die größte Menge landwirtschaftlicher Produkte durch Brand vernichtet wurde. Der Roggenpreis betrug im Jahresdurchschnitt pro Tonne:

1893—1896: 124 ℳ, vernichtet wurden durch Feuer 94 907 t
1885—1888: 134 „ „ „ „ „ 74 243 t

Es trifft mithin diese Tatsache mit dem Umstande zusammen, daß auch zwischen vorsätzlicher Brandstiftung und Getreidepreisen ein gewisser Zusammenhang besteht, ebenso wie mit dem Wachsen der Ernten, wie auch bei starkem Wachsen des Einfuhrüberschusses an landwirtschaftlichen Produkten die Gefahr der Brandvernichtung eher näher denn weiter gerückt wird.

Die der Volksernährung durch Brandschaden ungenutzt entzogene Kalorienmenge betrug in Preußen 1909—1912 insgesamt 194,3 Milliarden. Diese Kalorienmenge würde den gesamten Kalorienjahresbedarf von 177 443 erwachsenen

Männern unter 60 Jahren oder 232 458 Personen der Gesamtbevölkerung decken, und diese Personen könnten allein aus den in Preußen durch Brände vernichteten landwirtschaftlichen Produkten mehr ernährt werden.[1])

In Sachsen-Meiningen entfielen im Jahre 1914 auf einen Brandschaden von 2 342 953 ℳ allein 806 931 ℳ — etwa ein Drittel des Gesamtschadens — auf Waren und Erntevorräte. Auf 118 (144) Brände an Gebäuden hatten 20 (25) Brände Brandstiftungen als Ursache; von 21 (39) Fahrlässigkeitsbränden mußten allein 5 (8) als von Kindern (Spielen mit Streichhölzern) herrührend bezeichnet werden. 1914 (1913).[2])

Brandstiftungen durch Kinder kommen im Deutschen Reich in den Städten weit weniger vor als auf dem platten Lande, jedoch steigen die Brandstiftungen durch Kinder vom Jahre 1887—1901 für Stadt und Land zusammen um 46%. Die meisten Brände kommen in allen Bezirken in der wärmeren Jahreshälfte und die wenigsten in der kälteren Zeit vor, und zwar kommt der Monat September hauptsächlich in Frage für Brände in den Jahren 1879—1886 und 1887—1901 für das östliche und nördliche Norddeutschland. Während von 1879—1886 die meisten Brände im westlichen Norddeutschland ebenfalls auf den September, in Süddeutschland dagegen auf den Mai fielen, erscheint von 1887—1901 in diesen beiden Bezirken die Höchstzahl der Brandstiftungen durch Kinder im August, welchem im September bzw. Oktober eine etwas geringere Zahl folgt. In den drei Bezirken von Norddeutschland sowie in Süddeutschland treten fernerhin noch kleinere Steigerungen ein im Juni und Mai. Bezüglich der Mindestzahlen im Laufe des Jahres ist zu bemerken, daß das absolute Minimum im östlichen Norddeutschland im Januar, in den übrigen Bezirken im Februar erscheint. Bei Vergleichung von Stadt und Land zeigt sich auffallenderweise, daß während der wärmeren Jahreshälfte auf dem Lande weit mehr Brandstiftungen durch Kinder stattfinden, als in den Städten in der kälteren Jahreszeit, und daß besonders im Januar und dann im Dezember die Anzahl der in den Städten vorgekommenen fraglichen Brände die auf dem Lande verhältnismäßig bedeutend übersteigt.

Der Umstand, daß allenthalben die meisten Brandstiftungen durch Kinderhand in der wärmeren Jahreszeit stattfinden, deutet darauf hin, daß die Kinder in dieser Zeit weniger beaufsichtigt werden als in der kälteren Zeit. Andererseits sind aber auch die klimatischen Verhältnisse insofern zu beachten, als in der warmen Jahreszeit Stoffe wie Stroh und Heu eine höhere Entzündbarkeit besitzen, als dies in den feuchten Wintermonaten der Fall ist. Daß im gesamten Norddeutschland der September (im westlichen Norddeutschland auch der August) der von Brandstiftungen durch Kinder am meisten betroffene Monat ist, erklärt sich leicht aus den Kulturverhältnissen dieses Gebietes. In ganz Norddeutschland ist der September der hauptsächlichste Erntemonat, indem in ihm alles, was bis dahin noch auf dem Felde war, eingesammelt wird. Namentlich aber beginnt im September die Kartoffelernte, zu welcher wohl die größeren schulpflichtigen Kinder mit Verwendung finden, während die kleineren vielfach zu Hause eingeschlossen zurückgelassen werden. Dazu tritt noch in Verbindung mit dem dem Kinde eigenen Triebe, etwas Geschehenes so gut als möglich nach-

---

[1]) vgl. l. c. S. 270.
[2]) vgl. l. c. S. 384.

zuahmen, die weit verbreitete, im September hauptsächlich geübte Sitte, das Kartoffelkraut aufzuhäufen und in Brand zu setzen.

Daß im April und Mai sich in den Staaten Süddeutschlands ein stärkeres Auftreten der Brandstiftungen geltend macht, liegt an der intensiveren Bearbeitung der Hopfen- und Weinkulturen zu dieser Zeit, die dann ähnliche Verhältnisse schaffen, wie bei uns der Erntemonat.

Die wenigsten Brandstiftungen durch Kinder erfolgen am Sonntag, wahrscheinlich infolge größerer Beaufsichtigung, und die meisten Brände finden am Montag statt, und zwar nachmittags, wo die Kinder der Beaufsichtigung am meisten entbehren. Für die Zeit nach 6 Uhr abends tritt die Eigentümlichkeit zutage, daß die Brandfälle in den Städten von Osten nach Westen bzw. Süden zunehmen, während sie auf dem Lande in derselben Richtung abnehmen, und daß ferner in dieser Zeit in den Städten verhältnismäßig viel mehr Brandstiftungen durch Kinder vorkommen als auf dem Lande, was u. a. durch das frühere Zubettgehen der Landkinder seine Erklärung findet.

Die Beteiligung der Knaben und Mädchen an den Brandstiftungen im östlichen Norddeutschland in den Städten ist dieselbe wie auf dem Lande. In den übrigen Bezirken dagegen ist die Beteiligung der Knaben auf dem Lande eine etwas höhere als in den Städten, während in den letzteren die Mädchen stärker vertreten sind als auf dem Lande, wobei noch die Erscheinung ins Auge fällt, daß das Prozentverhältnis der beteiligten Knaben in den Städten wie auf dem Lande vom mittleren Norddeutschland ausgehend nach Westen und Süden zu steigt, während das der Mädchen nach derselben Richtung hin fällt.

Über das Alter der jugendlichen Brandstifter läßt sich folgendes sagen: Bis zum Eintritt des schulpflichtigen Alters zugleich mit der Zunahme des kind lichen Unternehmungsgeistes — der bei den 2-,3- und 4 jährigen Stadtkindern prozentisch mehr hervortritt als bei den Landkindern — wächst die Neigung zur Brandstiftung, bis dann der Einfluß der Schule durch die Beschränkung der müßigen Zeit und auch die Verstandesentwickelung eine Abnahme jener Neigung herbeiführt [1]).

Die Zahl der Brandstiftungen durch Kinder ist bei der Provinzial-Städte-Feuer-Sozietät der Provinz Sachsen bis zum Jahre 1886 gegen 1881 auf das Doppelte gestiegen, während bei der Land-Feuer-Sozietät des Herzogtums Sachsen die Jahre 1884 und 1885 gegen das Jahr 1881 ebenfalls eine Steigerung um etwa ein Drittel nachweisen, die Jahre 1885 und 1887 gegen 1881 aber gar eine Steigerung um über die Hälfte zeigen.

Die Magdeburgische Land-Feuer-Sozietät endlich hat im Jahre 1886 eine Zunahme der Kinderbrandstiftungen auf das Doppelte und im Jahre 1887 sogar eine noch größere Zunahme gegen das Jahr 1881 erfahren. Während der Zeit von 1872—1887 sind bei den drei vorgenannten Sozietäten 1279 durch Kinder verursachte Brandstiftungen zur Anzeige gebracht worden, und zwar

bei der Provinzial-Städte-Feuer-Sozietät	219
„ „ Land-Feuer-Sozietät des Herzogtums Sachsen . .	661
„ , Magdeburgischen Land-Feuer-Sozietät	399

[1]) Brandstiftung durch Kinder. Vortrag für die 36. Hauptversammlung der Vereinigung öffentlicher Feuerversicherungsanstalten in Deutschland am 5. Juli 1904 zu Bern i. Schweiz. Veröffentlicht vom Vorstand des Verbandes öffentlicher Feuerversicherungsanstalten in Deutschland.

Von großer Bedeutung ist die Vermehrung der Brandstiftungen durch Kinder während des Krieges.

Zur besonderen Illustrierung der Kinderbrandstiftungen seien folgende statistische Mitteilungen im Bezirk der Städte-Feuer-Sozietät der Provinz Sachsen wiedergegeben[1]:

„An den bekannt gewordenen 84 Brandstiftungen im Jahre 1914 waren in 35 Fällen 33 Knaben und 8 Mädchen beteiligt; in den übrigen 49 Fällen war das Geschlecht der Kinder nicht angegeben. Die Kinder standen im Alter von $1^1/_2$—11 Jahren. Für die durch Kinderbrandstiftungen hervorgerufenen Brandschäden hat die Sozietät im Jahre 1914 in 84 Fällen Vergütungen im Gesamtbetrage von 52 443,32 *M* gezahlt, und zwar entfallen hiervon auf Brände durch Spielen mit Streichhölzern 44 Fälle mit 39 560,78 *M*, durch sonstige Kinderbrandstiftungen und durch unvorsichtiges Umgehen der Kinder mit Feuer und Licht 40 Fälle mit 12 882,54 *M*, zusammen 84 Fälle mit 52 443,32 *M*."

Erwähnt sei noch folgende Verordnung der kommandierenden Generale des XVI. und XXI. A.-K., die ich auf S. 343 der genannten Zeitschrift fand:

„Ich verbiete, jugendlichen Personen unter 16 Jahren Streichhölzer, Feuerwerkskörper, Zigarren, Zigaretten und Tabak zu verkaufen oder zur Benutzung ohne Überwachung zu überlassen. Zuwiderhandlungen werden, wenn die bestehenden Gesetze keine höhere Strafe bestimmen, mit Gefängnis bis zu einem Jahre bestraft. (§ 9 des Gesetzes über Belagerungszustand vom 4. Juni 1851.)"

Großbrände und Brandstiftungen.

Während es sich bei den Brandstiftungen durch Kinder, von einigen unwesentlichen Ausnahmen abgesehen, im allgemeinen mehr um kleinere Brände handelt, wird sich die Feuerschutzpolitik, wenn sie auch die kleineren Brände keineswegs übersehen darf, besonders den großen Bränden zuwenden müssen, und demgemäß empfiehlt es sich, an dieser Stelle nachstehend ein Bild von den großen Bränden in Preußen zu geben[2].

Es entstanden Brände:

	Mit einer Wertvernichtung von mehr als 10000 bis 50000 *M*	Mit einer Wertvernichtung von mehr als 50000 *M*
1901	1767	210
1902	1593	155
1903	1908	183
1904	2082	261
1905	1782	196
1906	1974	204
1907	1892	247
1908	2193	244

[1] Mittl. f. d. öffentl. Feuervers.-Anst. 47. Jahrg. S. 204.

[2] Mitteil. f. d. öffentl. Feuervers.-Anst., 48. Jahrg., S. 32.

	Mit einer Wertvernichtung von mehr als 10000 bis 50000 *M*	Mit einer Wertvernichtung von mehr als 50000 *M*
1909	1904	220
1910	1910	225
1911	2660	389
1912	2112	268

Durch diese Brände wurde in Prozenten des gesamten in Preußen durch die amtliche Brandschadenstatistik ermittelten Brandschadens an Brandschaden verursacht:

	Brände mit einer Wertvernichtung von mehr als 10000 bis 50000 *M*	Brände mit einer Wertvernichtung von mehr als 50000 *M*	Großbrände zusammen
1901	36,6%	31,7%	68,3%
1902	41,4%	22,0%	63,1%
1903	38,7%	25,5%	64,2%
1904	38,7%	29,3%	68,0%
1905	37,9%	28,4%	66,3%
1906	39,6%	26,5%	66,1%
1907	36,9%	30,1%	67,0%
1908	38,8%	28,8%	67,6%
1909	37,1%	29,6%	66,7%
1910	37,9%	26,9%	64,8%
1911	37,5%	33,5%	71,0%
1912	38,7%	29,3%	68,0%

Aus diesen Ziffern spricht unverkennbar eine Vermehrung der Großbrände der Zahl nach, während der Anteil des durch die Brände verursachten Brandschadens am gesamten in Preußen statistisch ermittelten Brandschaden sich ziemlich gleich geblieben zu sein scheint.

Die Zahl der Großbrände von mehr als 50 000 *M* betrug für ganz Preußen:

1881	74	1887	72	1893	159
1882	62	1888	66	1894	150
1883	91	1889	65	1895	154
1884	90	1890	65	1896	133
1885	79	1891	128	1897	162
1886	72	1892	176	1898	124

Stellt man diese Ziffern mit den Zahlen der Großbrände mit einer Wertvernichtung von mehr als 50 000 *M* des Zeitraumes von 1901—1912 in Beziehung, so ergibt sich eine sehr beträchtliche Steigerung, die gerade den Feuerschutzpolitiker bedenklich stimmen muß. Den Schlüssel zu dieser Steigerung finden wir wohl in der Neigung unserer Volkswirtschaft, dem Großbetriebe zuzustreben.

Es kann nun keinem Zweifel unterliegen, daß bei diesen Großbränden in vielen Fällen auch die Brandstiftung eine Rolle spielt. Sehr drastisch wird der gewaltige Schaden, welcher bei Brandstiftung durch Hervorrufung von Großbränden entsteht, an folgenden zwei Fällen veranschaulicht, die ich durch ein gütiges Entgegenkommen der Staatsanwaltschaften Lübeck und Altona an der Hand der mir vorgelegten Gerichtsakten eingehend verfolgen konnte:

„Der Arbeiter August Jakob Sch. wurde am 22. April 1875 zu A. geboren, ist erblich nicht belastet und hat in der Schule gut gelernt. Im Jahre 1901 meldete er sich freiwillig nach China, nachdem er sich vorher beschäftigungslos bei seinen Eltern aufgehalten hatte. Als er von China zurückkam, arbeitete er wenig und wurde wegen Sachbeschädigung, Körperverletzung, Beleidigung und Hausfriedensbruchs zweimal vorbestraft.

In der Zeit vom 29. Oktober 1912 bis zum 2. November 1913 machte sich Sch. in L. in 15 verschiedenen Fällen des Verbrechens der Brandstiftung schuldig, von denen er in 5 Fällen als strafrechtlich verantwortlicher Täter feststeht. Die Brände wurden fast ausschließlich an größeren Lagerschuppen verursacht.

In der Anklageschrift heißt es u. a.: ‚Wenn man die ganze Reihe der Brandstiftungen überblickt, welche während eines Jahres die Bevölkerung der Stadt L. in immer erneute Unruhe und Aufregung versetzt und dem L.schen Handel unermeßlichen Schaden zugefügt haben, so drängt sich ohne weiteres die Überzeugung auf, daß sie sämtlich das Werk eines einzigen Täters sein müssen, dessen Motiv die Lust an der Zerstörung fremden Eigentums und am Feuer sowie der wollüstige Reiz gewesen sein wird, lange Zeit hindurch den Gegenstand des allgemeinen Interesses aller Bevölkerungskreise zu bilden, unerkannt Zeuge der Anstrengungen zu sein, welche die Behörden machten, um den Täter zu ermitteln, um den Gesprächen zu lauschen, die überall über den Brandstifter geführt wurden und in denen über sein Treiben die phantastischsten Vermutungen und Gerüchte verbreitet wurden.‘

Da der Beschuldigte hartnäckig bestritt, die Brände angelegt zu haben, und auch nicht wissen wollte, wo er sich zur Zeit der Brände aufgehalten habe, wurde die Beobachtung seines Geisteszustandes in einer Heilanstalt angeordnet.

In dem vom Anstaltsarzt erstatteten Gutachten heißt es u. a.: ‚Es liegt bei Sch. kein Grund vor, von einer allgemeinen Geisteskrankheit zu sprechen, die den Schutz des § 51 RStGB. aus sich heraus rechtfertigen ließe. Es ist auch kein Grund vorhanden, eine Intoleranz gegen Alkohol und eine auf diesem Boden oder auf epileptischer Grundlage entstandene pathologische Reaktion auf Alkohol anzunehmen. Auch scheint keine Veranlassung vorzuliegen, sog. pathologische Rauschzustände sui generis anzunehmen. Das einzige, was allenfalls in Betracht kommt, ist eine gewisse Beeinträchtigung der freien Willensbestimmung durch die Alkoholwirkung, die aber nicht als Willensausschließer bezeichnet werden darf. Wenigstens liegen dafür keine Anhaltspunkte vor.‘

Das Urteil lautete auf eine Gesamtstrafe von 15 Jahren Zuchthaus, Aberkennung der bürgerlichen Ehrenrechte auf die Dauer von 10 Jahren und Stellung unter Polizeiaufsicht. Mit Rücksicht auf die Gemeingefährlichkeit des Täters und die gewaltige Höhe der durch die Brandstiftungen vernichteten Werte (im ganzen 2 973 223 ℳ) konnte angesichts der Intelligenz des Angeklagten seiner moralischen Minderwertigkeit und dem Umstand, daß er sich in den letzten Jahren dem Alkoholgenuß sehr hingegeben und dadurch dieser moralischen Minderwertigkeit Vorschub geleistet hatte, eine wesentliche Bedeutung nicht beigemessen werden.“

Wohl einer der interessantesten und lehrreichsten Fälle soll im folgenden geschildert werden. Ich kann es nicht unterlassen, diesen Fall besonders eingehend zu behandeln, da er zeigt, wie gemeingefährlich ein Brandstifter sein kann, und welch ungeheure Werte durch ihn vernichtet werden können. Außerdem ist der Fall aber auch noch deshalb erwähnenswert, weil man sich noch nicht klar ist, welche Beweggründe den Brandstifter zu seinen Taten getrieben haben, und weil die ärztlichen Gutachten, die über den Täter erstattet wurden, voneinander abweichen. Die Schilderung des Falles stützt sich auf das gesamte, mir von der Staatsanwaltschaft Altona zur Verfügung gestellte, außerordentlich umfangreiche Aktenmaterial.

Es handelt sich um den am 28. April 1880 zu H. geborenen Händler und Dienstknecht K. Sch. Nach seiner Angabe sind in seiner Familie Nerven- und Geisteskrankheiten nicht vorgekommen; nur sein Vater habe getrunken. Er selbst war in seiner Jugend nie ernstlich krank. Es ist ihm nach Verlassen der Volksschule nicht möglich gewesen, im Leben festen Fuß zu fassen. Er führte ein wechselvolles Leben und widmete sich verschiedenen Berufen. So arbeitete er als Hausknecht, Kutscher, Bahnarbeiter und Erdarbeiter.

Im Jahre 1902 wurde Sch. zum Militärdienst herangezogen. Während der Dienstzeit zog er sich bedeutende Strafen zu, so daß er wegen Gehorsamsverweigerung, Achtungsverletzung und unanständigen Benehmens einen großen Teil seiner Dienstzeit in Arrest und Festungshaft zubrachte.

Auch in seinem bürgerlichen Leben beschäftigte er sehr oft die Gerichte wegen Diebstahls und Bettelns.

Am 30. August 1903 wurde Sch. einer Irrenanstalt überwiesen. Zeichen geistiger Erkrankung wurden dort nicht wahrgenommen, doch teilte die Anstalt mit, daß Sch. an einem geistigen Schwächezustand gelitten habe, welcher wohl auf dem Boden einer von Hause aus bei ihm bestehenden geistigen Minderwertigkeit entstanden sei. Am 24. Dezember 1903 kam Sch. in eine andere Anstalt und von dort am 7. März 1907 in die Irrenanstalt X. Hier wurde er wegen Dementia praecox auf imbeziller Basis behandelt. Am 8. November 1908 entfernte er sich aus der Anstalt und wurde auf Ersuchen seiner Verwandten versuchsweise entlassen.

Im Frühjahr 1911 war Sch. beim Hofbesitzer H. in S. in Stellung. Am 15. Mai 1911 wurde angezeigt, daß am 14. April 1911 gegen 10 Uhr abends auf dem Sch.schen Grundstücke $^1/_2$ Morgen Heide mit Fuhrenbestand abgebrannt sei, daß ferner am Nachmittage desselben Tages im Forstbestande des Hofbesitzers S. aus B. in der dortigen Feldmark ebenfalls Feuer entstanden war.

Der Verdacht der Brandstiftung lenkte sich auf Sch., der gesehen worden war, wie er nachmittags kurz nach Ausbruch des Feuers aus der Richtung des Brandherdes kam und sich wiederholt umsah.

Bald darauf verließ Sch. seine Stellung und nahm Dienste beim Hofbesitzer P. in L. Dort wurde er am 16. Juli 1911 verhaftet und gab auf wiederholten Vorhalt zu, die beiden Feuer mittels Streichhölzer angelegt zu haben, nachdem er anfangs versucht hatte, die Schuld auf einen Handwerksburschen zu wälzen. Außerdem gab Sch. nach vielstündiger Vernehmung auch eine große Anzahl anderer vorsätzlicher Brandstiftungen zu. So nannte er 8 Fälle, in denen er Brandstiftung verübt hatte und wobei mehrere Wohnhäuser und Scheunen in Flammen aufgegangen waren. Außerdem räumte er ein, in den letzten Jahren in der Umgegend von H. 12 Gebäude in Brand gesteckt und in R. und Umgegend mehrere Brandstiftungen ausgeführt zu haben. Ferner gab er einen Brandstiftungsversuch an 2 Scheunen in M. zu.

Am 19. Juli 1911 wurde Sch. nach den von ihm angegebenen Orten geführt. Dabei gab er alle Einzelheiten der Brandlegungen an und schilderte die Art und Weise, wie er die Feuer angelegt hatte. Seine Angaben stimmten genau mit den Wahrnehmungen bei den Bränden überein.

Nach dem Grunde seiner Taten befragt, gab er verschiedene Antworten. Einmal erklärte er, er habe die Brände in verwirrtem Zustande angelegt, ein andermal wieder, er habe Freude am Feuer gehabt, und ein drittes Mal sei er ‚einer unwiderstehlichen Neigung gefolgt, um einer Traurigkeit zu entgehen'. Nach dem Anlegen des Feuers sei diese Traurigkeit sofort geschwunden.

Auf Grund seiner Eingeständnisse wurde gegen Sch. die Voruntersuchung wegen Brandstiftung eröffnet, welche mit 31 in den Jahren 1909—1911 in der Gegend bei B. und L. und Umgegend vorgekommenen, großes Aufsehen erregenden Bränden in ursächlichen Zusammenhang gebracht wurde.

Bei einer erneuten Vernehmung am 8. August 1911 widerrief Sch. alle seine Geständnisse. Er habe keinen einzigen Brand angelegt und auch keinen Brand anzulegen versucht, vielmehr die Brände nur auf sich genommen, um die ausgesetzte Belohnung von 2000 ℳ zu erhalten. Die Geständnisse seien ihm gewissermaßen suggeriert worden.

Nach Aussage der Beamten entsprach das in keiner Weise den Tatsachen. Sch. hatte vielmehr bei seiner Vernehmung die Art und Weise der Brände aus freien Stücken geschildert, ohne daß ihm etwas darüber gesagt worden war. Er sagte auch, daß es ‚am schönsten sei, wenn man eine Heide oder Waldstreifen anstecke. Man müsse hierbei aber das Feuer so anlegen, daß man den Wind hinter sich habe'. Die Anlegung solcher Brände bezeichnete Sch. als ‚sein Geheimnis'.

Auf Antrag des Verteidigers wurde Sch. auf seinen Geisteszustand beobachtet, und in dem am 13. September 1911 erstatteten Gutachten kam der zuständige Gerichtsarzt zu dem Schluß, daß man es im vorliegenden Fall in Verbindung mit dem Ergebnis der langjährigen einwandfreien Beobachtung in den Irrenanstalten wirklich mit einer Dementia praecox zu tun habe und daß auch gegenwärtig der Grad der Erkrankung ein so erheblicher sei, daß man die Willensfreiheit nicht bejahen könne. Der § 51 RStGB. müsse deshalb bejaht werden. An der Gemeingefährlichkeit des Sch. könnten irgendwelche Zweifel nicht bestehen, sodaß er in sicherem Gewahrsam gehalten werden müsse.

Dieser Ansicht vermochte sich der Oberarzt der Städt. Heil- und Pflegeanstalten in A. in seinem Gutachten vom 10. Oktober 1911 nicht anzuschließen. Es lägen keine psychischen Befunde vor, welche den Beschuldigten zur Zeit schwachsinnig oder geisteskrank erscheinen ließen. Er konnte die schwerwiegende Diagnose Dementia praecox, die in drei Anstalten gestellt worden war, nur so erklären, daß man dahin den akuten Erregungszustand, die moralische und soziale Haltlosigkeit und die gelegentlichen leichten Visionen gedeutet habe und beantragte mit Rücksicht auf die Abweichung seiner Auffassung von der der bisherigen Gutachter die Aufnahme Sch.s in die Königliche Universitäts-Nervenklinik in K., da die Umstoßung der in 5jähriger Beobachtung gewonnenen Diagnose nicht durch eine noch so häufige Untersuchung, sondern nur durch eine mehrwöchige Beobachtung möglich sei.

Auch der Oberarzt an der Königlichen psychiatrischen und Nervenklinik der Universität K. konnte in seinem Gutachten vom 22. Dezember 1911 den Angeschuldigten nicht als geisteskrank bezeichnen. Es seien auch nicht genügend Anhaltspunkte dafür vorhanden, daß sich Sch. zur Zeit der Straftaten in einem Zustand krankhafter Störung der Geistestätigkeit befunden habe.

Was nun die Motive für die Straftaten anlange, so würden sich diese mit Sicherheit nie feststellen lassen, wenn Sch. sich nicht selbst darüber ausspräche. Am wahrscheinlichsten sei die Annahme, daß es sich um triebartige Handlungen bei einem geistig minderwertigen Menschen gehandelt habe, bei dem aber die freie Willensbestimmung nicht auszuschließen sei.

Dagegen hielt der zuständige Gerichtsarzt in seinem Ergänzungsgutachten vom 27. Januar 1912 seine Auffassung aufrecht mit der Begründung, daß mit der Annahme einer einfachen ‚Minderwertigkeit' die Erscheinungsformen, die Sch. darböte, nicht erschöpft seien, und stellte die Einforderung eines Obergutachtens von der wissenschaftlichen Deputation in Berlin anheim.

Da nun Sch. sowohl seinem Verteidiger als auch den drei Gutachtern gegenüber strikte dabei blieb, die Brände nicht angelegt zu haben, vielmehr die Geständnisse nur ablegte, um die versprochene Belohnung von 2000 ℳ zu erhalten, wurde das Verfahren mangels hinreichender Beweise eingestellt und Sch. einer öffentlichen Heilanstalt zugeführt. Es wurde trotzdem angenommen, daß Sch. von den ihm zur Last gelegten Bränden mehrere begangen habe. Sonderbar war die Tatsache, daß nach der Festnahme des Sch. die Brandstiftungen in der Umgegend von B. und L. aufhörten.

Von der oben angeführten Anstalt wurde Sch. als schwachsinnig und durch seine Vergangenheit als zu den gemeingefährlich Geisteskranken gehörig bezeichnet.

Eigene Beobachtungen.

Ich selbst habe 57 Brandstifter in einem Zeitraume von 8 Jahren als Arzt einer Strafanstalt und in forensischer Tätigkeit beobachtet und in allen Fällen die gerichtlichen Untersuchungsakten eingefordert und verarbeitet und die kriminellen Persönlichkeiten auf ihren Geisteszustand untersucht. Insbesondere wurde mir durch den Ersten Staatsanwalt Leggemann beim Landgericht Münster das gesamte einschlägige Aktenmaterial zur Einsicht überlassen.

Außerdem war es mir dank des Entgegenkommens des Generaldirektors Sommer - Münster möglich, aus den Jahren 1910—1913 43 Fälle von Brandstiftungen aus den Akten der Westfälischen Provinzial-Feuer-Sozietät zusammenzustellen, so daß ich über ein Gesamtmaterial von 100 Fällen von Brandstiftungen verfüge.

Beweggründe zur Brandstiftung.

Diese sämtlichen Fälle von Brandstiftungen sollen zunächst unter dem Gesichtspunkte der Beweggründe zur Tat betrachtet werden.

Es wurden im wesentlichen als Hauptbeweggründe zur Brandstiftung:

1. Die Rache und der Haß . . . . in 38 Fällen
2. Beweggründe, bei denen der Alkoholismus den Ausschlag gibt . . . . „ 6 „
3. Die Habsucht und die Not . . . . „ 22 „
4. Das Heimweh . . . . „ 7 „
5. Die Verschleierung eines anderen Verbrechens . „ 4 „
6. Das Bestreben, vom Militär, aus einer Erziehungsanstalt oder dem Polizeigewahrsam wegzukommen . . . . „ 7 „
7. Die Freude am Feuer und der Mutwille . . . „ 5 „
8. Die durch Geistesstörung ausgelösten und nicht unter das Schema eines bestimmten Beweggrundes einzuordnenden Gedankengänge . . . . „ 11 „

festgestellt.

1. Die Rache und der Haß.

Unter allen Beweggründen nimmt die erste Stelle die mit Haß verbundene Rachsucht ein, die auch vielfach in der schöngeistigen Literatur, z. B. in der Erzählung Tolstois: „Lösche den Funken aus“, in Federers Roman: „Berg und Menschen“ und auch in Webers „Dreizehnlinden“, wo der alte Grimbart aus Rache den Hof . . . anzündet, als besonderer Beweggrund behandelt wird.

Die Rache und der Haß treten als Motiv und treibende Kraft in drastischer Weise in folgendem tragischen Fall in die Erscheinung, der deshalb des näheren geschildert werden soll:

Es handelte sich um den 53 Jahre alten Altmaterialienhändler Franz K. aus R., der, abgesehen von kleinen Geldstrafen, niemals kriminell geworden war, eine gute Erziehung genossen hatte und aus einer gesunden, erblich nicht belasteten Familie stammt. Am 2. Mai 1905 zündete K. sein eigenes Haus, welches er 7 Jahre bewohnt hatte, an. Die Ehe war sehr unglücklich, weil seine Frau den Haushalt vernachlässigte und nicht genug arbeitete. An dem betreffenden Tage fuhr K. morgens auf den Handel, nachdem er vorher den Garten besichtigt und seiner Frau Gartenarbeit aufgetragen hatte. Als er mittags nach Hause kam, fand er den Garten noch in demselben Zustande. Hierauf trieb er seine Frau aus dem Hause und bedrohte sie mit dem Messer mit den Worten: ‚Du oder ich!‘ Dann ging er zu seinen Nachbarsleuten und sagte, sie sollten ihre Sachen herausholen, er wolle das Haus anstecken. Die Sachen seines Sohnes Peter warf er hinaus, und seiner Tochter gestattete er, die Sachen ihres Bräutigams teilweise herauszuholen. Dann begoß er die Fußböden des Erdgeschosses, die Möbel und das Lumpen- und Sacklager mit Petroleum, und mit den Worten: ‚Mach’, daß du fortkommst, es geht alles in die Luft!‘ jagte er seine Frau, welche draußen stand, fort. Dann holte er noch zwei Liter Petroleum aus dem Geschäft und begoß die brennenden Gegenstände nochmals, schloß das Haus ab und zündete es im Erdgeschoß und auf dem Speicher an. Als seine Söhne die Haustür einzuschlagen versuchten, trat K. ihnen mit dem Messer entgegen. Seine Schwiegertochter verletzte K. durch einen Stich am Kopf und seine Frau traf er mit einem Ziegelstein an die linke Schläfe, so daß sie ohnmächtig wurde, und er sagte dann: ‚Ich lebe lieber im Zuchthause, als mit diesem Weibe zusammen!'

Nun kam der Angeschuldigte heraus, besah sich den Brand und ging mit den Worten: ‚Es ist noch zu früh!' wieder in das Haus. Erst als das Haus lichterloh brannte, und nichts mehr zu retten war, stieg er zu einer Dachluke hinaus und rief: ‚So was kann der K.!' schwenkte seinen Hut und ging, um sich der Staatsanwaltschaft zu stellen, wurde aber unweit des Hauses festgenommen.

K. wollte durch die Tat das Familienverhältnis auflösen und eine Scheidung von seiner Frau, die er wegen der Vernachlässigung ihrer Pflichten als Hausfrau haßte, herbeiführen. Er wollte von allen Banden der Familie frei sein und die Stätte seines Familienlebens durch das Feuer vertilgen.

K. wurde in der Zeit vom 18. August bis 27. September 1915 in einer Heilanstalt auf seinen Geisteszustand beobachtet und als nicht geisteskrank in das Untersuchungsgefängnis zurückgebracht. — Für seine Tat erhielt er 1 Jahr Gefängnis.

Ein nicht minder interessanter Fall, der zeigt, wie weit ein Mensch in seiner mit rücksichtslosem Egoismus gepaarten Rachsucht gehen kann, soll in folgendem geschildert werden:

Der Täter ist der 34 Jahre alte, nur mäßig vorbestrafte Theodor L. Er lebte mit seiner Frau eine geraume Zeit in gespanntem Verhältnis, weil diese sich weigerte, ihr Besitztum auf seinen Namen überschreiben zu lassen. In häufigem Streite äußerte er, daß sie bald den roten Hahn auf dem Dache sehen werde. Eines Tages war es wieder zu einem Streit zwischen den beiden Ehegatten gekommen, und im Verlaufe desselben mißhandelte L. seine Frau mit einem Messer. Dann ging er für einige Zeit in die Stadt. Bei seiner Rückkehr fand er in seiner Wohnung einen Gendarm, der von der Frau zu Hilfe gerufen worden war und ihm das Messer abforderte. Durch diesen Umstand noch wütender gemacht, begab er sich nach der Entfernung des Gendarmen mit der Lampe auf die Tenne, und bald fing es oben am Dache an zu brennen. Der Gendarm und der Stiefsohn des L. waren jedoch in der Nähe des Hauses geblieben und bemerkten das Feuer. L. bestritt, die Tat vorsätzlich begangen zu haben, und stellte die Sache so dar, als ob er in der Wut die Lampe auf den Boden der Tenne geschleudert hätte und dadurch der Brand entstanden sein könne.

L. erhielt 1 Jahr 1 Monat Zuchthaus. Eine Geisteskrankheit wurde nicht festgestellt, und er fiel auch später während des Strafvollzuges nicht auf.

Oft sind es ganz nichtige Gründe, durch welche ein Mensch, besonders dann, wenn seine Intelligenz und damit auch seine Widerstandskraft gegen verbrecherische Antriebe eine geringe ist, in seiner Rache zur Brandstiftung getrieben wird. Diese Tatsache wird durch folgenden Fall illustriert.

Es handelt sich um den 30 Jahre alten Michael K. Er stammt aus gesunder Familie, genoß seine Erziehung im Elternhause, war von jeher sehr faul und arbeitsscheu und von geringer Intelligenz. Wegen Bettelns, Landstreichens, Diebstahls, Erregung öffentlichen Ärgernisses usw. beschäftigte er sehr oft die Gerichte und wurde dieserhalb achtmal vorbestraft.

Am 31. Januar 1901 wurde K. aus dem Gefängnisse in D. entlassen und begab sich in die Herberge zu D. Gegen Abend bettelte er bei dem Bauer B. in Sch. und fragte um Arbeit und um ein Nachtlager an. Als ihm beides abgeschlagen wurde und B. ihm sagte, er sei betrunken, gab K. zu, einen Liter Schnaps getrunken zu haben. Hierauf verwies ihm der Bauer den Hof. Gleich darauf stand eine Korndieme, welche dem Bauer R. gehörte, in Flammen. Die Fußspuren, welche im Schnee zurückgeblieben waren, deuteten darauf hin, daß K. nach der Brandstiftung in einen nahen Wald geflüchtet war, wo er am anderen Tage verhaftet wurde.

Für seine Tat erhielt K. 2 Jahre Zuchthaus. Seine Führung während dieser Zeit war eine schlechte. Er zeigte keine Reue und leugnete die Tat.

Die ärztliche Untersuchung ergab das Vorhandensein eines geringen Grades von Schwachsinn, der jedoch nicht so hochgradig war, daß er den Voraussetzungen des § 51 RStGB. entsprach. Nach etwa einjähriger Strafverbüßung fiel K. während des Strafvollzuges durch unmotivierte Heiterkeit auf und wurde am 16. August 1902 in die Irrenabteilung der Strafanstalt M. aufgenommen und am 14. April 1903 als gebessert von einem Erregungszustand bei Imbezillität wieder dem geordneten Strafvollzuge zugeführt.

Die gleichen nichtigen Gründe trieben den 31 Jahre alten Friedrich Wilhelm K. zu seiner Tat.

Er hatte im Elternhause eine gute Erziehung genossen und war nicht vorbestraft. Durch seinen in einer Irrenanstalt verstorbenen Vater war er erblich belastet und selbst ein urteilsschwacher und psychopathisch minderwertiger, nicht geisteskranker, aber auch nicht ausgesprochen schwachsinniger Mensch. Im Jahre 1904 steckte er aus Rache gegen seine Mutter sein eigenes Gehöft an, weil diese die Zwangsversteigerung beantragt hatte.

K. wurde mit 1 Jahr 3 Monaten Zuchthaus bestraft.

Einen Einblick in sehr traurige Familienverhältnisse gewährt der folgende Fall. Die Triebfeder zur Tat war hier die Rache einer mit ihrem Manne in Unfrieden lebenden Frau, die zur Tat gedrängt wurde, weil ihr Mann die Herausgabe der ihr gehörenden Möbel verweigerte.

Die 32 Jahre alte Ehefrau Maria G. war 6 Jahre verheiratet und lebte mit ihrem Mann in ständigem Streit. Ein dieserhalb bereits eingeleitetes Ehescheidungsverfahren wurde wieder eingestellt. Im April 1913 verließ sie die Wohnung ihres Mannes und begab sich zu ihren Eltern nach Berlin, kehrte aber nach einigen Tagen zurück, um sich die ihr gehörigen Möbel zu holen.

Am 1. Mai 1913 gerieten die beiden Ehegatten wieder in Streit, in dessen Verlauf die Beschuldigte von ihrem Ehemann mißhandelt wurde. Infolgedessen und, weil ihr Mann die Herausgabe der Möbel verweigerte, brachte sie diese in ein Zimmer, schloß die Fensterläden, übergoß die Sachen mit Petroleum, zündete dieselben an und verließ das Haus. Die Angeklagte war geständig und will in ihrer Aufregung nicht daran gedacht haben, daß auch das Haus hätte abbrennen können; sie habe nur die Möbel verbrennen wollen.

Das Urteil lautete wegen fahrlässiger Brandstiftung auf eine Geldstrafe von 30 *M*.

Ein von mir in einer Erziehungsanstalt beobachtetes Mädchen hatte im

Alter von 15 Jahren sein Elternhaus in Brand gesteckt, indem es das Heu auf dem Boden anzündete, wodurch das ganze Häuschen eingeäschert wurde. Diese Tat kann als Racheakt gegen die Eltern aufgefaßt werden, da diese das Mädchen zurechtgewiesen hatten, weil es beim Zeitungstragen einige Abonnenten überschlagen hatte, Die psychiatrische Untersuchung ergab Entartung, aber keine Geisteskrankheit.

Sehr oft sind es herumvagabundierende Individuen, welche aus Rache zur Brandstiftung schreiten, obwohl der Tat meistens ganz geringfügige Anlässe zugrunde liegen. Hat man sie z. B. irgendwo barsch behandelt oder ihnen keine Almosen geschenkt, so kann es vorkommen, daß sie mit dem roten Hahn drohen und diese Drohung auch verwirklichen. Typisch für einen solchen entarteten, geistig minderwertigen Vagabunden, den die Ablehnung einer nächtlichen Unterkunft verärgerte und zur unheilvollen Tat trieb, ist der folgende Fall:

Der 43 Jahre alte Arbeiter Hermann W. aus G. ist ein arbeitsscheuer Mensch und bereits elfmal vorbestraft, darunter wegen Brandstiftung mit 3 Jahren Zuchthaus. Am 5. Januar 1913 trieb er sich den ganzen Tag vagabundierend in der Bauerschaft G. herum und fragte bei verschiedenen Bauern um Arbeit, Essen und Unterkunft bis zum anderen Morgen an. In der darauffolgenden Nacht zündete W. einen dem Kötter E. gehörigen Schuppen mit Stroh, eine dem Zeller B. gehörige Scheune mit Stroh und einen Haufen Tannenbuschen und Vorräte von Brennmaterial, dem Kötter F. gehörig, an, setzte sich auf eine Hecke und sah den Bränden zu. Am 7. Januar 1913 wurde er verhaftet. Anfänglich bestritt er die Tat und wollte überhaupt nicht in der Gegend gewesen sein, sondern sich in G. aufgehalten haben. Später legte er ein volles Geständnis ab und gab an, daß er über die Weigerung der Bauern, ihm Unterkunft für die Nacht zu gewähren, aufgebracht gewesen sei. Aus diesem Grunde habe er auch, als er durch E. bei seinem Versuche, durch die Tür des Schweinestalles in das Haus zu gelangen, gestört worden sei, den Schuppen aus Wut angesteckt.

In der Nacht vom 7.—8. Januar 1913 versuchte der Angeschuldigte, aus der Arrestzelle auszubrechen und richtete hierbei großen Schaden an.

Das Urteil lautete auf eine Gesamtstrafe von 5 Jahren Zuchthaus, 10 Jahren Ehrverlust und Stellung unter Polizeiaufsicht.

Die nachstehenden Fälle, bei denen die Rache das Motiv zur Tat wurde, sollen nur kurz geschildert werden. Die Beweggründe zur Tat sind meistens sehr geringfügig und stehen in keinem Verhältnis zu dem angerichteten Schaden.

Der Gelegenheitsarbeiter Wilhelm D. legte am 15. Juli 1912 aus Rache den Brand an, weil er dem Geschädigten feindlich gesinnt war. Er hatte öfter bei einem Kostgänger des letzteren übernachtet.

Der Gelegenheitsarbeiter Karl P. wurde von dem Geschädigten beim Revidieren seiner Diemen in einem derselben angetroffen und ihm das Übernachten darin verboten. Am 21. September 1913 legte P. den Brand an, weil er von dem Pferde des Besitzers einen Fußtritt erhalten hatte und infolge der Schmerzen nicht schlafen konnte.

Heinrich St. legte am 1. August 1913 den Brand ebenfalls aus Rache an, weil er von dem Sohne des Geschädigten am Brandtage vom Hofe gewiesen worden war.

Der Arbeiter Josef S. hatte um Arbeit angefragt und legte am 28. Oktober 1910 aus Rache den Brand an, weil er keine Beschäftigung gefunden hatte.

Ein ganz ähnliches Motiv, nämlich die Verärgerung über Entlassung aus dem Dienste, wird literarisch behandelt in Wibbelts kleiner Erzählung: „De Vörgeschichte.“

Besonders kleinlich erscheint das Motiv der Rache vielfach bei Dienstboten, die sich aus irgendeinem Grunde den Tadel oder auch eine Strafe durch die Herrschaft zuziehen und ihrer Verärgerung darüber durch Feuerlegung Luft machen.

Die 14 Jahre alte Dienstmagd Johanna Sch. hatte am 18. und 21. August 1913 zwei Brände angelegt, weil sie von den Töchtern ihres Dienstherrn schlecht behandelt worden war.

Die Dienstmagd Martha B. hatte einer anderen Dienstmagd 10 ℳ gestohlen. Der Diebstahl wurde entdeckt, und sie mußte das Geld wieder zurückgeben. Aus Ärger und Wut hierüber und über die ihr gemachten Vorhaltungen ging sie am 12. Juli 1913 auf den Boden, zündete Papier an und warf es in das dort liegende Heu.

Auch die Dienstmagd Antonia St. wurde von ihrer Herrschaft des Gelddiebstahls überführt, worauf sie am 14. Juli 1912 den Brand verursachte.

Die Dienstmagd Anna W. legte aus Rache am 1. Januar 1911 den Brand an, weil sie von der Haushälterin ihres Dienstherrn geschlagen worden war.

Dem Fürsorgemädchen Rosa R. war von der Frau des Pächters der Weihnachtsurlaub versagt worden, weshalb sie am 18. Dezember 1910 Feuer anlegte und in derselben Nacht flüchtete.

Das Kindermädchen Gertrud E. hatte ein ihrer Aufsicht anvertrautes Kind ihres Dienstherrn fallen lassen, sodaß dasselbe schwere Wunden, die vom Arzt vernäht werden mußten, davontrug. Wegen der ihr dafür gemachten Vorwürfe zündete die E. am 9. Juni 1910 die Scheune an.

Auch die Kündigung einer Wohnung, welche ja bekanntlich häufig eine Verärgerung hervorruft, kann bei geistig etwas kurzsichtigen Individuen der Anlaß zur rächenden Brandstiftung werden.

Den Bergleuten Otto J., Karl H. und August J. waren von ihrem Mietsherrn die Wohnungen gekündigt worden, weshalb sie am 16. September 1912 aus Rache gemeinsam den Brand anlegten.

Der Bergmann Ludwig J. schuldete dem Vermieter die Wohnungsmiete für drei Monate, weshalb ihm gekündigt wurde. Aus Rache legte er am 18. Juli 1912 das Feuer an.

Auch der Invalide R. verursachte den Brand am 4. April 1913 aus Rache gegen seinen Mietsherrn, weil er an diesem Tage seine Wohnung räumen mußte.

Die gleichen Beweggründe trieben den Bergmann Johann D., den Knecht Josef R. und den Zigarrenarbeiter Sch. zur Brandstiftung.

Neben diesen Motiven finden sich noch zahlreiche andere Anlässe, die ein Individuum aus Rachsucht zur Brandstiftung drängen, zumal wenn der Täter in seiner Ohnmacht seinem Gegner in anderer Weise nicht beizukommen vermag.

Zwischen dem Arbeiter Franz St. und seinem Nachbar bestand eine große Feindschaft. Eines Tages hatte St., der als ein gewalttätiger Mensch geschildert wird, in den gemeinschaftlichen Brunnen Terpentinöl und Wagenschmiere geworfen, um das Wasser unbrauchbar zu machen. Der Geschädigte erstattete gegen St. Anzeige, worauf dieser aus Rache am 28. Oktober 1913 den Brand anlegte.

Der Arbeiter Theodor Th. bezichtigte seine Frau der ehelichen Untreue und wurde aus Rache zur Brandstiftung getrieben.

Der achtjährige Fürsorgezögling H. mußte wegen seines Betragens häufig bestraft werden und verübte deshalb am 5. Oktober 1912 die Brandstiftung.

Die Eheleute Friedrich K. lebten mit der Familie Ko. in Feindschaft, drangen am 3. August 1912 in Abwesenheit der letzteren in deren Wohnung ein und legten dort aus Rache Feuer an.

Der vierjährige Sohn des Fabrikarbeiters Albert R. stürzte im Januar 1912 aus der Bodenluke des St.schen Hauses. Aus Rache verübte R. am 29. September 1912 bei St. Brandstiftung.

Der Tagelöhner Anton R. legte am 11. Juli 1912 ein Feuer an, weil er einen Grenzregulierungsprozeß gegen seinen Halbbruder verloren hatte.

Der Arbeiter Matthias F. hatte den Dienst ohne Ursache verlassen, weshalb ihm sein Dienstherr den rückständigen Lohn nicht auszahlen wollte. Aus Rache verübte F. am 17. Oktober 1910 Brandstiftung.

2. Beweggründe, bei denen der Alkoholismus den Ausschlag gibt.

Auch bei den folgenden Fällen sind ähnliche Beweggründe die Triebfeder zur Tat gewesen. Hier spielte der Alkohol insofern eine Rolle, als er bei den in Frage kommenden, psychopathisch minderwertigen, infolge ihrer Erregbarkeit an sich schon gegen verbrecherische Antriebe wenig widerstandsfähigen Menschen die letzten gegen den verbrecherischen Willen gerichteten Gegenmotive völlig hinwegräumte. Bei dem nachstehenden Fall ist besonders auffällig das Mißverhältnis zwischen einem geringfügigen Reiz aus der Außenwelt und der Reaktion, die durch eine sehr schwerwiegende Tat zum Ausdruck kommt.

Der 34 Jahre alte Adolf Sch. aus Th. wurde im Elternhause gut erzogen. Seine Mutter war geisteskrank, er selbst machte im Jahre 1900 eine Syphilis durch und war dem Trunke sehr ergeben. Wegen Betrugs, Unterschlagung und Hausfriedensbruchs ist er viermal vorbestraft.

In der Nacht zum 25. Juli 1901 steckte Sch. das Wohnhaus des Berginvaliden B. in W., bei dem er zur Miete wohnte, in Brand. Er lebte mit B. in Unfrieden. Weil dieser ihn einmal geschlagen hatte, vollführte Sch. aus Rache die Tat. Von Gewissensbissen getrieben, stellte er sich vier Jahre nach dem Brande bei der Polizei und legte ein volles Geständnis ab. Er gab zu, die Tat nicht in betrunkenem Zustande, jedoch infolge von Erregung über die Mißhandlung seitens des B. begangen zu haben. Nach der Tat habe er sehr viel getrunken.

Sch. erhielt 1 Jahr 7 Monate Zuchthaus. Seine Führung während dieser Zeit war abgesehen davon, daß er sich in der Erregung zu Gewalttaten hinreißen ließ, eine gute.

Ein sehr drastisches Beispiel dafür, daß ein brutaler Trinker aus Rache über die dringend notwendig gewordene Entmündigung, welche von seiner Frau beantragt werden mußte, zu dem Verbrechen der Brandstiftung getrieben wird, bietet der folgende Fall:

Friedrich Sch., geboren am 3. April 1848 zu H., genoß seine Erziehung im Elternhause, war später sehr dem Trunke ergeben, arbeitete wenig und lebte mit seiner Familie in Streit. Am 12. Juli 1907 wurde er auf Antrag seiner Frau wegen Trunksucht entmündigt, worauf er seine Frau mit Totschlag bedrohte und sagte, er wolle die Bude in Brand stecken. Am 16. August 1907 legte Sch. auf dem Boden des Hauses das Feuer an, welches von dem Fabrikwächter gelöscht wurde. Er flüchtete dann und wurde bald darauf im Felde verhaftet. Vor der Tat hatte Sch. einen Selbstmordversuch in seinem Schlafzimmer gemacht. Nach dem Gutachten des Kreisarztes war Sch. zur Zeit der Tat nicht geisteskrank. Dagegen war er infolge des chronischen Alkoholgenusses sehr reizbar, und seine Willenskraft und seine Überlegung in erheblichem Maße geschwächt. Er wurde als geistig minderwertiger Trinker bezeichnet.

Für seine Tat erhielt Sch. 1 Jahr 3 Monate Zuchthaus. Seine Führung während dieser Zeit war eine gute.

In dem nun folgenden Fall hat der unmäßige Alkoholgenuß mit dazu beigetragen, einen Streit zwischen dem Ehemann und seiner Ehefrau vom Zaune zu brechen und bei dem Deliquenten infolge einer augenblicklichen affektiven Erregung und Abneigung gegen seine Frau ein Rachegefühl hervorgerufen, das ihn zur Tat trieb:

Der 58 Jahre alte Heinrich K. aus Klein-R. wurde im Elternhause erzogen und genoß eine mangelhafte. Schulbildung. Von einer erblichen Belastung ist nichts bekannt geworden, er war aber sehr dem Trunke ergeben. Wegen Mißhandlung, Widerstands, Diebstahls und Körperverletzung ist K. viermal vorbestraft.

Am 10. Dezember 1909 zündete er in betrunkenem Zustande aus Rache gegen seine Frau das von ihm und seiner Familie bewohnte Haus an, nachdem er vorher mit seiner Frau einen Streit gehabt hatte. Er warf die brennende Petroleumlampe auf das am Boden liegende Heu, machte noch Löschversuche, lief dann fort und schlief die Nacht im Busch. Nach anfänglichem Leugnen gestand er später die Tat ein und zeigte Reue.

Für seine Tat erhielt K. 1 Jahr 5 Monate Zuchthaus. Während der Untersuchungshaft machte er einen Selbstmordversuch und legte das Verhalten eines geistig minderwertigen Menschen an den Tag. In dem vom Kreisarzt erstatteten Gutachten wird K. wohl als Trinker, aber nicht als geisteskrank bezeichnet.

In dem jetzt zu schildernden Falle hat wahrscheinlich die Eifersucht eines Dienstherrn auf seinen Bäckergesellen, der sich mit der Haushälterin seines Brotherrn besser stand als dieser selbst, Veranlassung zu einem Tadel der Arbeitsleistung des Täters gegeben und in letzterem dann ein Rachegefühl ausgelöst, das die Triebfeder zur Tat wurde:

Ludwig St., geboren am 5. November 1857 zu H., wurde bis zu seinem 14. Lebensjahre in seinem Elternhause erzogen. Sein Vater ist an Tuberkulose gestorben, er selbst hat an Typhus und Gelenkrheumatismus gelitten und war dem Trunke ergeben. Im Jahre 1912 stand er in H. bei einem Bäcker in Arbeit. Dieser soll mit ihm nicht zufrieden gewesen sein und machte ihm Vorwürfe. Aus Rache zündete St. am 26. März 1912 das Haus des Bäckers an. Nach Angabe des St. soll der Bäcker eifersüchtig auf ihn gewesen sein, weil die Haushälterin mehr zu ihm als zu dem Bäcker hielt. Am Abend vor der Tat will er Alkohol getrunken haben und am anderen Morgen bei der Tat noch nicht recht nüchtern gewesen sein.

Das Urteil lautete auf 3 Jahre Zuchthaus. Die Tat tat ihm leid, weil der Meister Schaden gehabt hatte, und weil er selbst im Zuchthaus sitzen mußte. Seine Führung während der Strafzeit war eine gute. Die Stimmung war stumpf, und er zeigte das Verhalten eines in intellektueller und ethischer Beziehung minderwertigen Menschen.

Mitunter kann ein geringfügiger Streit in dem Täter selbst gegen die nächsten Blutsverwandten ein Gefühl der Verärgerung hervorrufen, das wahrscheinlich keine verbrecherische Tat ausgelöst hätte, wenn nicht der nachfolgende Alkoholgenuß dieses Unlustgefühl durch Affektbetonung zum Haß gesteigert und so durch Hinwegräumung hemmender Obervorstellungen als unheilvoller Vermittler die in dem Sohne schlummernde unfreundliche Stimmung gegen den Vater zur verbrecherischen Entladung gebracht hätte:

Der 26 Jahre alte Johann K. zu B. genoß seine Erziehung im Elternhause und will sich mit seinen Eltern gut verstanden haben. Ein Bruder von ihm verübte Selbstmord durch Erhängen. Er selbst arbeitete wenig und war dem Trunke ergeben. Am 12. Mai 1913 war K. schon morgens um 9 Uhr nach einem unwesentlichen Wortwechsel mit dem Vater in eine Wirtschaft gegangen und hatte viel getrunken. Er sagte zu einem Zeugen und den Gästen: ‚Heute abend setze ich meinem Vater den roten Hahn aufs Dach‘ und ließ sich von dem Dienstmädchen eine Dose Streichhölzer geben. Als er mittags gegen 2 Uhr betrunken nach Hause kam, holte er sich einige Würste aus der Rauchkammer, worauf ihm sein Vater Vorhaltungen machte. Als der Sohn nun sehr heftig wurde, griff der Vater im Verlaufe des Streites zum Stock und wies ihn aus dem Hause. Darauf ging K. wieder in die Wirtschaft mit den Worten: ‚Heute abend gibt's Klamauk!“, und an demselben Tage gegen 9 Uhr abends brannte das elterliche Haus ab.

Von der Tat, für die er 1 Jahr 9 Monate 2 Wochen Zuchthaus erhielt, will K. nichts wissen. Während der Strafzeit redete er am 4. Mai 1914 „wirres Zeug“ und verlangte in Freiheit gesetzt zu werden. Als der Verwirrtheitszustand abgeklungen war, wußte er von dem Geschehenen nichts. ‚Ich habe ein Herz in meiner Zelle gesehen, und was nach dem war, kann ich nicht mehr sagen.‘

Abgesehen von dem stattgehabten Verwirrtheitszustand, der als eine vorübergehende Haftpsychose anzusprechen war, fiel er niemals während der Strafverbüßung auf.

Infolge unmäßigen Alkoholgenusses steigerte sich eine schon lange Zeit gegen seine Frau und seine Schwiegereltern vorhandene Abneigung bei dem nachstehend geschilderten Täter durch Hinwegräumung der im Wachzustand noch vorhandenen Gegenmotive zu einem so schrankenlosen Haß, daß dieser sich in der Brandstiftung Luft mache mußte:

Der 29 Jahre alte Gelegenheitsarbeiter Lorenz K. zu G. stammt aus einer gesunden Familie. Im Alter von 18 Jahren erlitt er eine schwere Kopfverletzung und will nachher Krämpfe gehabt haben. Wegen öffentlicher Beleidigung, Körperverletzung, Sachbeschädigung, Hausfriedensbruchs, Nötigung und Bedrohung wurde K. viermal vorbestraft. Er war sehr dem Trunke ergeben und lebte mit seiner Frau und seinen Schwiegereltern, mit welchen er zusammenwohnte, in ständigem Streit. Am 12. Juni 1906 kam K. in stark angetrunkenem Zustande nach Hause und hatte seinen Lohn, den er drei Tage vorher erhalten hatte, fast ganz ausgegeben. Er gab auf seine Frau und auf seinen Schwiegervater mehrere Schüsse ab, ohne jedoch zu treffen. In der Nacht steckte er aus Rache gegen seine Frau und seine Schwiegereltern das Haus an, das bis auf die Ringmauern niederbrannte.

Für seine Tat erhielt K. 1 Jahr 6 Monate Zuchthaus. Seine Führung während dieser Zeit war, abgesehen davon, daß er bei den geringsten Anlässen sehr aufgeregt und grob wurde, eine gute.

In einem von der Heilanstalt G. erstatteten Gutachten über K. wurde etwa folgendes ausgeführt: ‚K. vermochte zur Zeit der Straftaten infolge seiner geistigen Minderwertigkeit und der Alkoholwirkung bei weitem nicht in dem Maße wie ein geistig normaler Mensch die Folgen seiner Handlungen zu übersehen, hat sich aber zur Zeit der Tat nicht in einem Zustande krankhafter Störung der Geistestätigkeit im Sinne des § 51 RStGB. befunden.“

Unter den zahlreichen Motiven zur Brandstiftung kann auch die Trunksucht als solche wirksam sein, und zwar, wie Hans W. Gruhle und Albrecht Wetzel in einem Schlußwort zu der Arbeit von Gruhle, K. Wilmanns und G. L. Dreyfus: „Säufer als Brandstifter“[1]) sehr richtig ausführen, derart, daß die Gemütsverfassung des chronischen Trinkers an sich zu einer psychischen Konstellation führen kann, aus der die Brandstiftung hervorgeht. Das Verbrechen der Brandstiftung ist in solchen Fällen meistens einer zur befreienden Tat drängenden Unluststimmung entsprungen, die bekanntlich bei den chronischen Alkoholikern sehr häufig vorkommt. Die Brandstiftung ist bei derartigen Trinkern wohl nur ein Gelegenheitsdelikt, kein Racheakt und auch nicht aus Eigennutz hervorgerufen. Gerade bei Alkoholikern tritt uns der Brandstifter nicht selten als schwerer Affektverbrecher entgegen, bei dem schon irgendein unangenehmes Ereignis genügt, um die an sich schon vorhandene Unluststimmung zu einem die Brandstiftung auslösenden Affekt zu steigern.

Ein sehr einschlägiger Fall ist der Fall St., bei dem schon die Tatsache zur Brandstiftung führte, daß ein vor seinem Hause stehender Getreidewagen ihm lästig wurde. Als dieser auf seine Beschwerde nicht beseitigt wurde, zündete er denselben kurzerhand an.

Der Fall sei nachstehend des näheren geschildert:

Der 50 Jahre alte Häusler Heinrich St. stammt aus einer gesunden Familie und genoß seine Erziehung im Elternhause. Als Soldat erlitt er einen Sturz mit dem Pferde mit nachfolgender Bewußtlosigkeit. Später war er sehr dem Trunke ergeben und litt mehrmals an Delirium. Es kam nun öfter vor, daß vor sein Haus ein Wagen mit Getreide gestellt wurde, welches in

[1]) Verbrechertypen 1. Bd. 2. H. Berlin, Julius Springer 1914. Herausgegeben von Hans W. Gruhle und Albrecht Wetzel.

der Nähe abgedroschen werden sollte. St. fühlte sich dadurch belästigt und hatte dieserhalb schon mehrfach Beschwerde eingelegt. Am 25. Juli 1904 stand wiederum eine Fuhre Roggen vor seinem Hause, welche dem Gastwirt H. gehörte. St. ging gegen Mittag auf das Amt und beschwerte sich darüber, traf aber den Gemeindevorsteher nicht an. Etwa $1^1/_2$ Stunde später brannte die Fuhre Roggen lichterloh. St. setzte sich auf einen Stuhl und sah in die Flammen. Als er zur Hilfeleistung aufgefordert wurde, sagte er: ‚Jetzt hole ich mir einen Liter Schnaps; laßt es nur brennen, ich lösche nicht, denn mir gehört sie nicht. Ich bin nicht umsonst auf dem Amte gewesen, daß die Fuhre weggeschafft werden sollte.‘

Für seine Tat erhielt St. 1 Jahr Gefängnis. Während dieser Zeit hat er sich sehr schlecht geführt und mußte wegen seines unfügsamen Wesens mehrfach mit kleinen Disziplinarstrafen belegt werden, die jedoch gänzlich wirkungslos blieben. Später trat eine zunehmende Erregung mit vorwiegend heiterem Affekt, Neigung zum Schwatzen und Schwadronieren in die Erscheinung. Es fehlte ihm jede Fähigkeit zur Einordnung und jedes Verständnis für seine Lage.

Vom 11. Juli 1905 bis zum 7. Oktober 1905 wurde St. in der Irrenabteilung beobachtet und am letztgenannten Tage als gebessert von Alkoholismus in Freiheit entlassen.

Auch in dem jetzt zu schildernden Fall dürfte eine geringe Verärgerung, und zwar über eine nicht erfolgte Einladung den ersten Anstoß zur Tat gegeben haben, die sicherlich trotz der bestehenden Charakterdepravation nicht zur Ausführung gelangt wäre, wenn später nicht der Alkoholgenuß die im Wachzustand vorhandenen Hemmungen hinweggeräumt hätte.

Gustav Sch., geboren am 18. Januar 1883, wurde im Elternhause gut erzogen und lernte in der Schule schlecht. Erbliche Belastung lag insofern vor, als ein Bruder seines Vaters, ein Bruder seiner Mutter und sein Vater selbst Alkoholiker waren und eine Schwester seiner Mutter an Schwachsinn litt. Sch. selbst ist abgesehen davon, daß er im Jahre 1903 einen Schlag auf den Kopf erhielt und darauf eine Stunde bewußtlos war, nicht ernstlich krank gewesen. Er war jedoch sehr leichtsinnig, jähzornig und dem Trunke ergeben.

Am 24. Juni 1912 gab ein Wirt Freibier, wozu Sch. nicht eingeladen wurde und worüber er sich ärgerte. Am anderen Tage zündete er in betrunkenem Zustande die Kegelbahn des Wirtes an.

Durch die Tat, für die er 2 Jahre 1 Monat Zuchthaus erhielt, wollte er angeblich eine nächtliche Szene ins Leben setzen und in der Nacht einen Hallo erwecken. — Während der Strafzeit führte Sch. sich gut und legte ein ruhiges Verhalten an den Tag.

In dem Gutachten des zuständigen Gerichtsarztes heißt es: ‚Man kann nicht sagen, daß ein Motiv zur Tat fehlte. Gewiß, für einen anständigen Menschen fehlte ein Beweggrund, aber für einen verkommenen und angetrunkenen Menschen, der dumme Streiche und rohe Scherze liebt, war der nächtliche Hallo, der Spaß am Feuer, der Schrecken der Nachbarn und das Gefühl erbärmlicher Wichtigkeit ein ausreichender Anreiz, die Tat zu verrichten. Es ist unnötig, auf eine geheimnisvolle Macht, auf ein triebartiges Handeln zurückzugreifen, sondern es genügt, einen nichtsnutzigen Charakter und die

Neigung zu dummen Streichen und zu roher Schadenfreude anzunehmen.“

Bei dem folgenden Fall, der ohne den vorhergegangenen Alkoholmißbrauch sicherlich sich nicht zugetragen hätte, ist ein genügender Beweggrund zur Tat nicht festgestellt.

Der 33 Jahre alte Heinrich L. genoß seine Erziehung im Elternhause und hat in der Schule schlecht gelernt. Über eine erbliche Belastung ist nichts bekannt geworden und er selbst war abgesehen davon, daß er in den letzten Jahren sehr dem Trunke ergeben war, nicht ernstlich krank.

In der Nacht zum 25. Januar 1908 steckte er das Wohnhaus des Gemeindevorstehers Sch. zu H. und in der Nacht zum 19. November 1908 die Scheune des Kolons Sp. in Brand. In einem dritten Falle zündete er in der Nacht zum 21. Mai 1909 die Scheune des Gutsbesitzers R. an.

Für seine Taten, die L. unter dem Einfluß des Alkohols ausführte, erhielt er 3 Jahre Zuchthaus. Während dieser Zeit führte er sich gut, trug aber das Wesen eines psychopathisch minderwertigen Menschen zur Schau.

Bei der jetzt zu schildernden Brandstiftung ist eine Psychose die treibende Kraft gewesen. Sie wird jedoch in diesem Zusammenhang behandelt, weil der Alkoholismus die Geistesstörung auslöste.

W. D., geboren am 18. März 1859 zu B., stammt aus ärmlichen Verhältnissen und wurde wegen Körperverletzung und schweren Diebstahls zweimal vorbestraft. Über eine erbliche Belastung ist nichts bekannt geworden. Er selbst hatte seit vielen Jahren in schwerstem Maße getrunken und litt an Delirium tremens.

Am 21. April 1898 brach in V. in einem Bäckerhause Feuer aus, das auch noch ein Nebengebäude ergriff. Etwa 4—5 Stunden später brannte ein drittes Haus nieder. Trotz aller Vorsichtsmaßregeln wurde gegen Abend auch noch ein viertes Wohnhaus von den Flammen ergriffen. Bevor das dritte Wohnhaus zu brennen anfing, wurde D. auf seinem Speicher gesehen, wie er mit einer langen Stange glühende Balken von der zweiten Brandstätte nach dem dritten Hause hinüberzog. Das Stroh, das früher auf einem Haufen gelegen hatte, war über den ganzen Boden zerstreut. Nachdem der Brand des vierten Hauses gelöscht war und keine Gefahr mehr bestand, wurde D. gesehen, als er das Haus von der Rückseite betrat, und bald darauf stand dasselbe wieder in Flammen. Der Brandstifter war an diesem Tage betrunken, und man fand in seiner Tasche eine Flasche mit fast einem Liter Schnaps.

Am 1. März 1902 machte sich D. auf dem Boden seines Dienstherrn L. in H. zu schaffen, auf dem nachher ein Brand ausbrach. Der Verdacht lenkte sich auf D., der jedoch bestritt, der Täter zu sein, trotzdem aber sofort aus dem Dienste entlassen wurde. Im Sommer desselben Jahres äußerte sich D. zu dem Schäfer seines früheren Dienstherrn: ‚Auf dem Boden ist nichts Rechtes darauf gewesen, sonst wäre es heruntergebrannt.“ Auf die Frage, was er an der Sache habe, antwortete er: ‚L.s sind so gute Leute, besonders die Frau ist so gut; das Haus ist nicht gut genug für sie. Wenn erst einmal das Gerstenstroh auf dem Boden ist, dann muß das Haus herunter. Der Schäfer soll dafür sorgen, daß das ausgedroschene Korn auf einen abgelegenen Boden gebracht wird‘.

Im August 1902 stand D. in dem Dienst des Gutsbesitzers R. in W. Am 27. August 1902 ging D. nicht mit den anderen Knechten zu Bett, sondern wanderte im Hofe und in den Ställen umher. Kurze Zeit darauf stand eine der Scheunen in Flammen. Bei den Löscharbeiten, an denen D. sich beteiligte, zeigte er sich sehr aufgeregt, wankte hin und her, redete unsinniges Zeug und rief: „Laßt doch alles zum Teufel gehen, wenn nur meine paar Brocken gerettet sind.“ Während des Brandes der Scheune verlangte D. von der Ehefrau R. Streichhölzer, um eine Laterne anzuzünden. Da ihm diese verweigert wurden, ging er zu dem 15jährigen Sohne, und bat um Streichhölzer, um sich eine Zigarre anzustecken. Nachdem die Streichhölzer auch hier verweigert wurden, lief er schimpfend hin und her und wurde gesehen, wie er aufgeregt aus einer anderen Scheune gelaufen kam. Er sah verwildert aus und mischte sich gleich unter die Löschmannschaft. Bald darauf stand auch diese Scheune in Flammen. Einige Tage nach dem Brande sagte D. zu R.: „Der alte Kornspeicher hätte eigentlich auch noch abbrennen müssen.“

Am 19. November 1902 kam D., dessen jetziger Dienstherr der R.schen Besitzung gegenüber wohnte, in den Kuhstall seines früheren Brotgebers und unterhielt sich dort mit dem Schweizer über gleichgültige Sachen. Nach seinem Fortgange bemerkte der Schweizer, daß es auf dem Boden des Kuhstalles brannte. Trotz der Aufforderung, sich an den Löscharbeiten zu beteiligen, schaute D. ruhig in die Flammen und sagte: „Ach Gott, der arme Mann, ich kann doch nichts dazu.“

Von den Brandstiftungen will D. nichts wissen. Er wurde in der Zeit vom 31. Juli 1903 bis zum 11. September 1903 in der Irrenanstalt beobachtet und für seine Taten nicht bestraft.

Die hier folgenden Fälle, bei denen ebenfalls der Alkohol die treibende Kraft zur Tat gewesen ist, sollen nur ganz kurz erwähnt werden.

Der Schuhmacher Ferdinand K., ein oftmals vorbestrafter und dem Trunke ergebener Mann, hat am 16. April 1913 den Brand angelegt, nachdem er Auseinandersetzungen mit der Ehefrau seines Arbeitgebers gehabt hatte.

Der Gelegenheitsarbeiter Peter M. war sehr dem Trunke ergeben, wurde von seinem Arbeitgeber dieserhalb entlassen und legte am 30. Dezember 1912 das Feuer an.

In bezechtem Zustande zündete der Schweizer Wilhelm F. am 14. August 1910 eine Scheune an, nachdem ihm, da er total betrunken war, weiterer Schnaps verweigert wurde.

3. Die Habsucht.

Sehr zahlreich sind die Fälle, in denen das Verbrechen der Brandstiftung durch die finanzielle Notlage der betreffenden Individuen oder auch durch rein verbrecherische Gewinnsucht bedingt wird.

In der einschlägigen Literatur habe ich verhältnismäßig wenig über diesen sehr wichtigen Beweggrund gefunden. Außer Schmid[1]) führt Weingart[2]) einige Fälle an, welch' letztere an dieser Stelle wiedergegeben seien:

[1]) Schmid l. c.

[2]) Handbuch fur das Untersuchen von Brandstiftungen. Leipzig 1895.

So brannten im Herbst 1881 in Elsaß-Lothringen fast täglich Hopfentrockenhäuser ab, im Herbst 1882 dagegen kein einziges. Der Grund war der, daß 1881 der Preis des Hopfens sehr niedrig (30 *M*) und der Absatz sehr schwierig, 1882 dagegen der Preis sehr hoch (300 *M*) und Hopfen sehr gesucht war.

Während des Krieges 1870/71 kamen in Elsaß-Lothringen bedeutend weniger Brände vor als sonst; man war damals nicht sicher, ob man für Brandschäden Vergütung erhalten würde.

In den Jahren 1882—1884 verübte in St. Petersburg und Moskau eine Bande zahlreiche Brandstiftungen, um Versicherungsgelder zu erlangen. Sie verfuhr regelmäßig in der Weise, daß ein Mitglied der Bande in irgendeiner unversicherten ärmlichen Wohnung Feuer anlegte, damit es sich der benachbarten Wohnung eines hochversicherten Mitgliedes mitteile.

In Berlin zeigte 1880 ein Mehlhändler an, es sei bei ihm gestohlen und Feuer angelegt worden. Die Untersuchung ergab, daß sämtliche Sachen, Kleider, Betten, Waren, Möbel und Küchengeräte sorgfältig mit Petroleum beschmiert worden waren; selbst die von der Frau in einem kleinen Säckchen gesammelten Stoffreste, die in einem Schrank lagen, waren mit Petroleum getränkt. Es waren hierzu mindestens 5 l Petroleum verbraucht worden. Die Arbeit muß wenigstens eine Stunde erfordert haben. Hiernach war ausgeschlossen, daß Diebe die Täter gewesen waren; denn diese würden sich nicht so lange mit den Vorbereitungen zur Brandstiftung aufgehalten haben. Man hatte vielmehr anzunehmen, daß der Diebstahl erdichtet war und der Eigentümer selbst in dieser Weise den Brand vorbereitet hatte, um hierdurch die Versicherungsgelder zu erlangen. In der Tat ergab eine genaue Untersuchung der Wohnung, daß diejenigen Gegenstände. die gestohlen sein sollten, in einem Versteck untergebracht waren.

Vor einem preußischen Schwurgericht fand 1891 eine Hauptverhandlung wegen Brandstiftung gegen den Direktor und zwei Aufsichtsräte einer Aktiengesellschaft statt. Sie hatten zwei Jahre hindurch die Bücher und Bilanzen gefälscht; schließlich waren gerade diejenigen Warenposten, bezüglich deren falsche Aufnahmen gemacht waren, weggebrannt. Es wurden 340 000 *M* Brandentschädigung verlangt, während in Wirklichkeit nur ein Schaden von 68 000 *M* entstanden war. Die Angeklagten wurden schließlich zwar nicht wegen Brandstiftung, wohl aber wegen Betrugsversuchs bestraft.

Hervorzuheben sind auch die professional fire makers, die in New York ihr Unwesen treiben. Sie arbeiten mit sogenannten „plants“, d. h. mit Gegenständen, die zur Hervorrufung des Feuers infolge einer raffinierten Technik der Herstellung sehr geeignet sind und benutzen gern besonders vorbereitete, mit Öl getränkte Stoffe und Papierstreifen, die das Feuer nach allen Richtungen hin schnell und rasch ausdehnen. Bei einer Bande ist immer ein Führer. Er spioniert überall aus, wo das Geschäft faul ist, wo ein schlecht abzusetzendes Lager sich befindet, und wo einer vor dem Bankerott steht. Bei genügender Sicherheit, daß seine Tätigkeit erwünscht ist, bietet er seine Dienste an. Infolge der geschickten Anwendung von Zeitzündern durch diese Banden gelingt es dem Besitzer, der mit ihnen in Verbindung trat, durchweg, sein Alibi zu beweisen und er kann nur überführt werden, wenn es der Polizei gelang, die plants zu finden. Eine sehr fragwürdige Tätigkeit entwickeln in New York auch vielfach die sogenannten public adjusters. Sie übernehmen die Verhandlungen mit den Feuerversicherungsgesellschaften gegen 10—50% Entschädigung und je höher sie den Versicherungsbetrag heraufschrauben, desto mehr Prozente bekommen sie. Sie unterschieben dabei nicht selten falsche Rechnungen und schließlich arbeiten sie mit bedenklichen Agenten und Brandstiftern zusammen, indem jeder den anderen unterstützt. Es gibt sogar in den verschiedenen Städten Nordamerikas organisierte Gesellschaften, die gegen einen bestimmten Betrag gewerbsmäßig Feuer anlegen.[1])

---

[1]) „Incendiarism in New York city“, vorgelegt vom „fire commissioner Johnson 1913.

Professor Dr. Hans Groß-Graz[1]) gab in seinem Artikel „Über Brandstiftung“ der Ansicht Ausdruck, daß diese Art Brände, besonders die Zahl der sogenannten Assekuranzbetrugsfälle, die nach Byloff[2]) keine reinen Brandlegungen sind, in letzter Zeit außerordentlich an Umfang zunehmen, vielleicht wegen der in mancher Richtung ungesunden Entwicklung nicht lebensfähiger Geschäfte und wegen der zunehmenden Kenntnisse in technischer und chemischer Beziehung, wodurch es den Leuten möglich wird, Einrichtungen von oft ingeniösem Bau zu treffen, um ihren Laden, ihre Wohnung abzubrennen — und unentdeckt zu bleiben. Es ist erstaunlich, mit welchem Raffinement bei diesen Bränden seitens der Täter gearbeitet wird.

Der Autor schilderte eine Anzahl dieser sogenannten Brandeinrichtungen oder Brandapparate. Es würde aber zu weit gehen, alle hier anzuführen. Ich will mich darauf beschränken, hierunter lediglich die nachfolgende Einrichtung wiederzugeben, die beweist, wieviel Unheil die Gemeingut gewordenen chemischen Kenntnisse angerichtet haben. „,Jedes Lehrbuch der Chemie für Unterrealschulen enthält z. B. die Angabe von zahlreichen Stoffen, die, zusammengebracht, Feuer geben. Es liegt dann nahe, diese böse Eigenschaft auszunutzen, ja die Leute bringen nun häufig z. B. statt der Klingel im Haustelegraphen einen dünnwandigen Glasballon mit Schwefelsäure an und stellen darunter eine Schale mit chlorsaurem Kali und Zucker oder mit schwedischen Zündhölzern. Dann reisen sie ab und senden von ferne her — nachdem für haltbaren Alibibeweis gesorgt ist — ein Telegramm an sich selbst. Der Telegraphenbote läutet, der Glasballon wird zerhämmert, die Schwefelsäure fließt in die Schale mit Zucker und der Brand ist fertig.“

In dieser Beziehung ist auch ein Gutachten von Chevallier[3]) aus dem Jahre 1854 darüber, ob eine Feuersbrunst mehrere Stunden nach Legung brennbarer Stoffe, die zur Mitteilung des Feuers geeignet sind, ausbrechen könne, interessant. Es hat folgenden Wortlaut: „Aus den Versuchen, welche vor länger als 20 Jahren von einer Kommission, bestehend aus den Herren Barrzel, Gay-Lussac, Chevallier usw. angestellt worden sind, geht hervor, daß man mittels gewisser Vorrichtungen Feuersbrünste innerhalb verschiedener Zeiträume erzeugen kann. Versuche, welche in einem der Höfe der Fakultät der Medizin zu Paris angestellt wurden, zeigten, daß man Vorrichtungen der Art so konstruieren kann, daß erst nach 5, 10 und mehr Stunden Feuer ausbricht. In einem dieser Versuche entstand das Feuer erst 87 Stunden nach Legen des Feuerapparates.“

Die nunmehr zu schildernden von mir beobachteten Brandstifter aus Habsucht heben sich aus den übrigen Brandstiftern als besondere Gruppe ab, weil bei ihnen die Beweggründe zur Tat sehr klar in die Erscheinung treten.

Der 28 Jahre alte Heinrich St. aus Sch. stammt aus einer gesunden Familie und genoß eine gute Erziehung im Elternhause. Er ist nie ernstlich krank gewesen und auch nicht vorbestraft. Am 27. März 1908 zündete er sein Haus an, um durch die zu erhaltende Versicherungssumme seine finanzielle Lage zu verbessern. St. hatte sich schon längere Zeit mit dem Gedanken der Brandstiftung getragen und verschiedene Vorbereitungen getroffen, ja sogar seinen Bruder zur Beihilfe verleitet.

[1]) Zeitschr. Feuerpolizei, Bd. 17, Nr. 25, 5. Nov. 1915.
[2]) Byloff, Zur Psychologie der Brandstiftung, Arch. f. Krim.-Anthr. 59. Bd. 1914.
[3]) Caspers Vierteljahrsschr. f. gerichtl. u. öffentl. Med. 1854, Bd. 5.

Für seine Tat erhielt St. 4 Jahre Zuchthaus, wurde aber, da er sich gut führte, nach Verbüßung von $^3/_4$ der Strafzeit entlassen.

Der Kolonialwarenhändler Wilhelm H., geboren am 5. Mai 1872 zu N., genoß seine Erziehung im Elternhause und ist erblich nicht belastet. Wegen Körperverletzung und Hausfriedensbruch wurde er dreimal vorbestraft. Im Alter von 36 Jahren erkrankte H. an Lungen- und Rippenfellentzündung, sein Geschäft ging schlecht, und er geriet in Zahlungsschwierigkeiten. Am 28. Dezember 1908 zündete er sein Haus an, um sich durch den Versicherungsbetrag, der mehr als das Doppelte des Wertes betrug, zu retten. Er begoß die leicht brennbaren Sachen im Laden mit Rüböl, Petroleum, Terpentin und Sikkativ, nahm die Hängelampe aus dem Gestell und warf sie zur Erde. Die Lampe zerbrach und erlosch. Hierauf nahm er eine Schachtel Streichhölzer, zündete dieselbe an und warf sie hinein. Er selbst stellte sich auf den Ladentisch und wartete, bis es gut brannte, lief dann mit den inzwischen hinzugekommenen Mitbewohnern des Hauses in die oberen Stockwerke und holte ein Kind einer anderen Familie, welches schon schlief, aus dem Bett. Als die Mitbewohner versuchen wollten, das Feuer zu löschen, sagte H.: „Es nutzt nichts mehr, es brennt schon zu stark.“ H. wurde gleich verhaftet und leugnete anfangs die Tat. Später legte er jedoch ein reumütiges Geständnis ab und sagte, daß er an dem Tage mehrere Glas Grog getrunken hatte und nicht wußte, was er tat.

Das Urteil lautete auf 3 Jahre 2 Monate Zuchthaus. Während dieser Zeit führte H. sich schlecht. Schon kurz nach seiner Einlieferung legte er eine ausgesprochene Neigung zum Querulieren an den Tag, behauptete, unschuldig verurteilt zu sein und beschuldigte das Schwurgericht zu B. der Rechtsbeugung, der Fälschung des Urteils und der Zeugenbeeinflussung. H. wurde vielfach diszipliniert und am 19. Oktober 1911 in die Irrenabteilung einer Strafanstalt aufgenommen, am 15. Dezember 1911 jedoch als gebessert wieder dem geordneten Strafvollzuge zugeführt.

Der 23 Jahre alte Bäcker Carl Ch. wurde bis zu seinem 14. Lebensjahre im Elternhause erzogen, will aber durch den frühen Tod seiner Eltern viel Not gelitten haben. Ein Bruder von ihm ist geisteskrank und sein Vater starb an einem Schlaganfall. Er selbst hat als Kind an Gelenkrheumatismus gelitten. Später hatte er eine Bäckerei, welche aber nicht viel einbrachte. Um durch den zu erhaltenden Versicherungsbetrag seine Lage zu verbessern und das Geschäft hochzubringen, zündete er am 20. Oktober 1912 das Haus an, in welchem er zur Miete wohnte. Er stellte eine brennende Kerze in den Schrank, eine in das Erdgeschoß und eine dritte auf den Boden in die Nähe von Strohdocken. Dann ging er fort. Als die Kerzen abgebrannt waren, geriet das Stroh, das darunter lag, in Brand.

Während der Strafzeit von 1 Jahr 3 Monaten zeigte er sich sehr träge bei der Arbeit und mußte des öfteren verwarnt werden.

Der am 8. Januar 1870 zu St. geborene Bernhard U. stammt aus einer gesunden Familie und ist selbst immer gesund gewesen. Die auf seinem Hause lastende Hypothek war ihm gekündigt worden und um durch die zu erhaltende Versicherungssumme die Zwangsvollstreckung zu vermeiden, zündete er am 26. April 1910 das Haus an, indem er drei auf dem Boden liegende Strohsäcke mit Petroleum begoß und dann das Feuer anlegte.

Er gestand die Tat, für die er 1 Jahr 6 Monate erhielt, in vollem Umfange ein und gab an, angetrunken gewesen zu sein. Während der Strafzeit führte er sich gut und wurde nach Verbüßung von $^3/_4$ der Strafe entlassen.

Der 25 Jahre alte und einmal wegen Urkundenfälschung vorbestrafte Bäcker Bernhard A. aus St. war durch schlechten Gang seines Geschäftes in Geldverlegenheit gekommen. Um diese zu beseitigen, zündete er sein Haus an und meldete Konkurs an. Als Motiv gab er glaubhaft an, daß er das Haus habe los werden wollen, weil er das zur Bezahlung des Kaufpreises erforderliche Geld nicht habe erhalten können. Er hoffte, sich durch die Brandlegung aus seiner pekuniär schwierigen Lage zu retten.

Das Urteil lautete auf 1 Jahr 3 Monate Zuchthaus. Vor der Verurteilung wurde A. ärztlich untersucht und von dem Sachverständigen als ein geistig minderwertiger Mensch bezeichnet, der zur Zeit der Tat wohl zurechnungsfähig gewesen, dem aber die Tragweite seiner Handlung offenbar nicht voll zum Bewußtsein gekommen sei.

Während der Strafzeit gab A. abgesehen davon, daß er am 24. November 1906 durch sein verstörtes Wesen auffiel, zu Klagen keine Veranlassung.

Der 29 Jahre alte, wegen Sittlichkeitsverbrechens einmal vorbestrafte Johann L. aus F. steckte am 7. September 1909 sein Haus in Brand, nachdem er zwei Tage vorher an seinen Schwager geschrieben und diesen gebeten hatte, seine Frau aufzunehmen, da der Brand stattgefunden habe. L. hatte neue Möbel erhalten und diese hoch versichert. Mit der zu erhaltenden Versicherungssumme wollte er auswandern, um sich der Alimentationspflicht für sein uneheliches Kind zu entziehen.

Für seine Tat erhielt L. 1 Jahr Zuchthaus. Seine Führung während dieser Zeit war eine gute.

Der 43 Jahre alte Franz R. wurde im Elternhause erzogen und hatte in der Schule schlecht gelernt. Sein Großvater war geisteskrank, er selbst erlitt im Jahre 1884 eine schwere Kopfverletzung und erkrankte im Jahre 1909 an Diphtherie. In der Nacht vom 21. bis 22. November 1911 setzte R. die von ihm gepachtete Gemeindeschenke in K. in Brand, um sich durch die Versicherungssumme von 18 000 ℳ, die er durch den Brand zu erhalten hoffte, einen Vermögensvorteil zu verschaffen. Infolge Unsauberkeit war die Schenke zurückgegangen und R. in Geldverlegenheit geraten. Drei Wochen vor dem Brande hatte R. einem Zeugen gegenüber geäußert: „Wenn es bei ihm einmal brenne, würde es an allen Ecken losgehen."

Beim Löschen fand man 6 verschiedene, räumlich getrennte Brandherde, und im Schlafzimmer stand unter einem Bett das brennende hochgeschraubte Bassin einer Hängelampe ohne Zylinder.

Das Urteil lautete auf 3 Jahre Zuchthaus. Während der Strafzeit querulierte R. viel mit dem Gericht und behauptete, unschuldig verurteilt zu sein.

Der 26 Jahre alte Wilhelm Sch. aus W. war stets gesund und erblich nicht belastet. Am 20. Dezember 1906 zündete er das Wohnhaus seines Bruders, welches er mit bewohnte, an, um die Versicherungssumme für seine Möbel, die viel zu hoch versichert waren, zu erhalten. Beim Löschen wurde der Wasserschlauch wiederholt durchschnitten und zu einem Zeugen sagte Sch.: „Laß es nur brennen, es ist alles gut versichert."

Das Urteil lautete auf 1 Jahr Zuchthaus. Seine Führung während der Strafzeit war eine gute.

Der am 31. Juli 1876 zu Groß-G. geborene Ignaz B. wurde im Elternhause gut erzogen und ist erblich nicht belastet. Sein linker Fuß ist seit dem 4. Lebensjahre in der Entwickelung zurückgeblieben und versteift. Am 14. Mai 1905 steckte B. seine Wohnung an verschiedenen Stellen in Brand, um sich durch die Versicherungssumme einen Vermögensvorteil zu verschaffen. Die Möbel, die einen Wert von etwa 800 ℳ hatten, waren zu 2800 ℳ versichert und von diesen versicherten Sachen waren einige Tage vor dem Brande die besten Stücke zu einer bekannten Familie gebracht worden, die B. vorher über den Brand unterrichtet hatte.

Das Urteil lautete auf 1 Jahr 6 Monate Zuchthaus. Seine Führung während dieser Zeit war eine gute.

Der 26 Jahre alte Arbeiter Clemens G. aus H. genoß eine gute Erziehung und ist nie ernstlich krank gewesen. Ein Bruder von ihm starb durch Erhängen. Er selbst war sehr arbeitsscheu und geriet deshalb in Not. Am 22. August 1912 setzte er den Stall und das Wohnhaus seiner Schwiegereltern in Brand, indem er die Gebäude an verschiedenen Stellen mit Petroleum begoß und dann ansteckte. Zwei Monate vor dem Brande hatte er seine Habe, und zwar auch Sachen, die gar nicht vorhanden waren, zu 3800 ℳ versichern lassen.

Für seine Tat erhielt G. 1 Jahr 6 Monate Zuchthaus. Während der Strafzeit trug er stets ein stumpfes Wesen zur Schau und wurde nicht für geistig vollwertig erachtet.

Der 33 Jahre alte Arbeiter Friedrich M. stammt aus einer Familie, die in seinem Heimatsorte in sehr schlechtem Rufe steht und genoß eine schlechte Erziehung. Er selbst war als rechthaberischer und zänkischer Mensch bekannt. Nach Aussage seines Vaters hatte er als Kind an epileptischen Anfällen gelitten, die aber später nicht mehr aufgetreten seien sollen.

In dem Nebenhause des M. — die beiden Häuser waren unter einem Dach gebaut und die beiden Speicher nur durch eine leichte Fachwand, in der sich einige Löcher befanden, getrennt — wohnte der Viehhändler S., bei dem M. am Nachmittage des 4. Juli 1903 Gras gemäht hatte. Nach der Arbeit trieb er sich in dem S.schen Flur herum, ging auf kurze Zeit fort und kam wieder zurück. Bald darauf wurde Feuer auf dem Speicher des S.schen Hauses bemerkt, worauf M. gleich in sein Haus eilte, wo aber schon alles auf den Brand vorbereitet war. So waren an dem fraglichen Abend die 6 Kinder nicht zu Bett gegangen, Glas-, Porzellan- und Nippsachen in Papier gewickelt und in Körben verpackt, ebenso Leinen, Betten, Wäsche und drei Uhren. An den Rettungsarbeiten beteiligte sich M. nicht. Er sagte vielmehr zu der Brandwache: „Gleich bringe ich die geretteten Türen und Fenster, die könnt ihr ins Feuer werfen, damit sie nachher nicht mehr vorgefunden werden."

Das Motiv zur Tat, für die er 6 Jahre und 6 Monate Zuchthaus erhielt, war Versicherungsbetrug.

Während der Strafzeit führte er sich schlecht und machte den Eindruck eines querköpfigen und störrischen Menschen, der sich ständig über die Hausordnung und über die Anordnungen der Beamten hinwegsetzte. Obwohl er rechtskräftig verurteilt war, behauptete er, nur Untersuchungsgefangener zu sein, weshalb er sich nicht in die Hausordnung zu fügen brauche. M. machte zahlreiche Eingaben an die Behörden und behauptete, daß er unschuldig sei und absichtlich schikaniert würde, wie sich überhaupt sein ganzes Denken auf seine Strafsache konzentrierte. Am 16. November 1906 wurde er in eine Irrenabteilung aufgenommen und am 27. Juni 1907 wegen chronischer Paranoia querulatoria der Heilanstalt A. zugeführt. Die Geisteskrankheit war erst während des Strafvollzuges aufgetreten und hatte zur Zeit der Tat noch nicht bestanden.

Der 25 Jahre alte Matthias K. aus G. wurde von braven Eltern gut erzogen, ist erblich nicht belastet und immer gesund gewesen. In der Nacht vom 20. bis 21. Mai 1907 steckte er das von ihm erst kurze Zeit betriebene Ladengeschäft in Brand, um durch die hohe Versicherungssumme von 7160 ℳ sein Geschäft zu retten. Zwei Tage vorher hatte der Gerichtsvollzieher den Warenbestand, der mit Ladeneinrichtung zusammen höchstens einen Wert von 3000 ℳ hatte, gepfändet. K. traf erst am anderen Morgen mit seiner Frau und seinem Schwager auf der Brandstelle ein und gab an, mit den beiden verreist gewesen zu sein. Zu dem angegebenen Zuge waren aber nur 2 Fahrkarten verkauft worden, und K. hatte in der betreffenden Nacht in dem angegebenen Orte nirgendwo genächtigt.

Das Urteil lautete auf 3 Jahre Zuchthaus. Er erkrankte bald nach der Verurteilung im Gefängnis zu E. und zeigte das Bild eines halluzinatorischen Stupors. Er kam in die Heilanstalten G. und M. und wurde dann als geheilt wieder dem geordneten Strafvollzuge zugeführt. Vom Tage seiner Einlieferung an verweigerte er jedoch jegliche Nahrungsaufnahme, mußte mit der Schlundsonde ernährt werden, war auffallend unrein, wurde aggressiv gegen die Aufseher und versuchte sich die Pulsader mit einem zerbrochenen Löffel zu öffnen. Am 17. Mai 1909 wurde K. in eine Irrenabteilung aufgenommen und am 16. Februar 1910 wegen Katatonie der Provinzialheilanstalt M. zugeführt.

Der am 7. November 1876 geborene Heinrich M. war ein dem Trunke ergebener, arbeitsscheuer Mensch. Sein Vater war geisteskrank und seine Mutter nervenleidend. Eine Schwester litt an Trunksucht und Epilepsie. Er selbst will an Anfällen gelitten haben, bei denen er den Verstand verlor, und wurde von dem Pfarrer seines Heimatsortes als psychopathisch gewordene Natur bezeichnet. Im Jahre 1899 wurde M. wegen Körperverletzung zu 50 ℳ Geldstrafe und im Jahre 1901 wegen Bedrohung, Körperverletzung und Widerstandes zu 1 Jahr 3 Monaten Gefängnis verurteilt.

In der Nacht zum 15. April 1903 legte er im Keller des elterlichen Hauses zwischen einer Tonne und einer Kartoffelkiste Feuer an, um durch den Brand den Bäcker B., der in dem Hause zur Miete wohnte, zur Aufgabe seines Geschäftes zu zwingen und um dann in dem auf diese Weise frei gewordenen Laden selbst ein Geschäft gründen zu können. Drei Monate vorher hatte es schon einmal an derselben Stelle gebrannt, und M. sagte oft zu seiner Mutter, sie solle das Haus höher versichern lassen, da leicht einmal etwas passieren könne.

Das Urteil lautete auf 2 Jahre 9 Monate Zuchthaus. Während der Strafzeit querulierte er fortgesetzt über seine unschuldige Verurteilung, nachdem er schon vor seiner Verurteilung zahllose Eingaben an alle möglichen Behörden gemacht hatte, und bezeichnete seine Eltern einmal als Täter, ein anderes Mal als meineidige Zeugen.

Der 46 Jahre alte Friedrich St. wurde im Elternhause erzogen und will früher an Krämpfen gelitten haben. Über erbliche Belastung ist nichts bekannt geworden. Im Jahre 1868 wurde er auf Grund der Aussage seiner Ehefrau mit 5 Jahren Zuchthaus bestraft, weil er sein Wohnhaus in Brand gesteckt hatte. In der Nacht vom 5. bis 6. Mai 1878 zündete er das Gebäude, welches ihm und seiner Familie zur Wohnung diente, abermals an, um sich in den Besitz der Versicherungssumme von 3500 ℳ zu setzen, nachdem er vorher seine Frau und seine beiden Töchter ermordet hatte, um die Zeugen der Brandstiftung zu beseitigen. Bei Ausbruch des Brandes war er nicht anwesend und gab für die mutmaßliche Entstehungsursache ein schadhaftes Ofenrohr an, durch welches schon in der vorletzten Woche in der Wohnung ein Brand entstanden sei. St. wohnte jedoch erst seit 3 Tagen in dem Hause.

Das Urteil lautete auf Todesstrafe, wurde jedoch auf dem Gnadenwege in lebenslängliche Zuchthausstrafe umgewandelt.

St. zeigte nach der Tat und auch während der Strafzeit keine Reue und mußte oft diszipliniert werden. Seit dem Jahre 1901 wurde eine Abnahme der geistigen Kräfte bemerkt. Am 19. April 1907 wurde St. in die Irrenabteilung aufgenommen und am 27. April 1908 wegen Dementia senilis in die Heilanstalt L. überführt.

Der 34 Jahre alte Karl V. aus S. ist erblich nicht belastet, wurde im Elternhause gut erzogen und ist, abgesehen von einer durch Heben erlittenen Rückenverletzung und einem Tripper, nie ernstlich krank gewesen. Am 5. September 1910 setzte er sein Wohnhaus in R. in Brand, indem er vorher im Kleiderschrank alte Lumpen und Papierfetzen mit Petroleum tränkte und diese anzündete. Er hatte in letzter Zeit mit geschäftlichen Schwierigkeiten zu kämpfen, konnte die Außenstände nicht beitreiben, seine Gesellen nicht löhnen, seine Lieferanten nicht befriedigen und auch die Feuerversicherungsprämie nicht zahlen, weshalb ihm mit Streichung gedroht wurde. Einige Tage vor der Tat kam V. seinen Verpflichtungen nach, so daß ihm nur noch 1 ℳ übrig blieb, für die er 2 Liter Petroleum und etwas Nahrungsmittel kaufte. Am Tage der Tat sandte er durch einen Dienstmann einen Korb mit Gegenständen zur Bahn, welche für den Unterhalt seiner Frau und seiner Kinder, die schon einige Wochen bei Verwandten weilten, bestimmt waren. V. gestand die Tat ein und wollte durch die Versicherungssumme von 10 400 ℳ sein Schneidergeschäft retten. Bei der Verhandlung zeigte er große Reue und wurde von Sachverständigen als Neurastheniker, bezeichnet, aber nicht für geisteskrank erklärt.

Das Urteil lautete auf 1 Jahr Zuchthaus. Er machte während dieser Zeit einen nervösen Eindruck und brachte hypochondrische Klagen vor. Sonst war seine Führung eine gute. Seit Februar 1911 war er deprimiert, wurde in die Irrenabteilung aufgenommen und am 26. Juni 1912 mit Strafende in die Heilanstalt M. übergeführt.

Die Ehefrau Wilhelm O. legte am 2. Mai 1913 den Brand an, um sich einen Vermögensvorteil zu verschaffen.

Der Drogist Friedrich Sch. lebte in schlechten Vermögensverhältnissen und wurde von seinen Gläubigern ständig bedrängt. Das später eröffnete Konkursverfahren mußte mangels Masse eingestellt werden. Er legte gemeinsam mit seinem Geschäftsführer am 10. Dezember 1912 den Brand an, um in den Besitz der Brandentschädigung zu gelangen.

Der Stellmacher Wilhelm H. legte 3 Brände an, um sich Arbeit zu verschaffen und verleitete aus den gleichen Gründen auch seinen Lehrling Heinrich T. in zwei Fällen zur Brandstiftung.

Der Gastwirt Fritz F. zündete am 11. Juni 1912 seine Scheune an, weil er an Stelle dieser einen neuen Saal bauen wollte.

Der Landwirt Heinrich N. jr. war ein übel beleumdeter Mensch und war seinen Verpflichtungen aus dem mit seinen Eltern geschlossenen Leibzuchtsvertrage nicht nachgekommen, weshalb letztere einen Rechtsanwalt in Anspruch nehmen mußten. N. zündete am 21. Juli 1912 die Baulichkeiten an, um mit der Brandentschädigungssumme heimlich zu verschwinden.

Der Vorarbeiter P. legte am 10. Februar 1910 auf Veranlassung seiner Logiswirtin das Feuer an, damit diese ihm nach Erhalt der Versicherungssumme die schuldenden 50 M. zurückzahlen konnte.

Die Ehefrau L. und die Witwe D. legten den Brand an, um sich durch die Versicherungssumme einen Vermögensvorteil zu verschaffen.

Allen diesen Fällen ist als Hauptbeweggrund zur Tat der Eigennutz gemeinsam, der entweder sich Versicherungsgelder aus reiner Gewinnsucht verschaffen, oder Zahlungsschwierigkeiten beseitigen, oder auch sich eingegangener Verpflichtungen entziehen will. Mitunter führt auch die Habsucht dazu, einen anderen zur Aufgabe des von dem Täter selbst begehrten Geschäftes zu zwingen, lohnende Arbeit zu erhalten oder auch das alte Haus durch ein neues zu ersetzen.

4. Das Heimweh.

Sehr auffallend und psychologisch nicht ohne weiteres verständlich ist die Tatsache, daß auch das Heimweh die treibende Kraft zur Brandstiftung werden kann. Sonst ist uns das Heimweh bekannt als die dulcedo soli natalis[1]), als das edle Heimatsverlangen, wie es Homer bei Odysseus besingt, als die schwärmerische Heimatssehnsucht in Goethes Mignonlied und als die entsagungsvolle Klage, die Iphigenie ausspricht, „das Land der Griechen mit der Seele suchend.“

Diese Nostalgie tritt aber häufig in verzerrter Form auf im Pubertätsalter, der Sturmwetterzeit des menschlichen Lebens. Sie macht sich dann oft in so sinnloser Weise geltend und geht in ihrer Entstellung so weit, daß sich die an sich edle Heimatsliebe in dem Verbrechen der Brandstiftung Luft macht. Dieser Widerspruch zwischen Beweggrund und Tat erscheint uns nur dann verständlich, wenn wir den mißleiteten Heimatsdrang auf Störungen der Pubertät und Intelligenz zurückführen. Nicht mit Unrecht wird in Eulenburgs Realenzyklopädie 1907 darauf hingewiesen, daß die Zerstörung des verhaßten neuen Heims dem

[1]) Siehe auch Eulenburgs Realenzyklopädie Bd. 2, S. 430; Blumenstock, Brandstiftungstrieb.

jugendlichen Brandstifter als Mittel zur Erreichung der sehnsüchtig erstrebten Heimkehr ins schmerzlich vermißte Elternhaus erscheint.

Die folgenden Fälle sind uns nach den vorhergegangenen Ausführungen ohne Kommentar verständlich und geben uns ein Bild dieser an sich widerspruchsvollen Erscheinungen.

Der Anstreicherlehrling Josef K. zu M. war insofern erblich belastet, als sein Vater früher dem Trunke ergeben war, die Mutter 3 Jahre in der Irrenanstalt W. zubrachte und ein Bruder an epileptischen Anfällen leidet. K. selbst galt nach den Ermittelungen des Kath. Fürsorgevereins zu M. als frecher und roher „Bengel", und sein früherer Rektor war über die Tat nicht erstaunt, hatte vielmehr später etwas Derartiges erwartet.

Am 23. Juni 1913 brach in dem Hinterhause des Wohngebäudes des Anstreichermeisters Z. W. in O. Feuer aus, und er erhielt mehrere anonyme Karten, auf denen ihm angedroht wurde, daß sein Haus in 14 Tagen abgebrannt sein werde.

Nachdem zuerst ein Gehilfe des Anstreichermeisters wegen Verdachtes der Brandstiftung verhaftet worden war, erschien Z. W. am 12. Juli 1913 beim Amtmann und erklärte, er habe durch längeres Verhören festgestellt, daß der bei ihm seit 6 Wochen beschäftigte Lehrling K. der Schreiber der Karten und auch der Brandstifter sei.

Auf dem Amt gab K. die Tat zu und gab als Grund Heimweh an. Das Feuer sei von ihm angelegt, weil er dann nicht mehr länger in O. zu bleiben brauchte. Am 14. Juli erklärte er jedoch, daß nicht er, sondern der Schmiedegeselle R. das Haus angesteckt habe. Dieser habe ihm 200 M. versprochen, wenn er sage, er habe das Feuer angelegt. Die Aussage widerrief K. am 22. Juli 1913 und kehrte zu seiner ersten Aussage zurück.

In dem über ihn erstatteten Gutachten heißt es: „K. hat sich zur Zeit der ihm zur Last gelegten Straftat nicht in einem Zustand von Bewußtlosigkeit oder krankhafter Störung der Geistestätigkeit befunden, durch welchen seine freie Willensbestimmung ausgeschlossen war. Nach den Erfahrungen des täglichen Lebens hat er jedoch bei Begehung der ihm zur Last gelegten strafbaren Handlung die zur Erkenntnis ihrer Strafbarkeit erforderliche Einsicht nicht besessen".

Bei dem folgenden Fall hat eine Dienstmagd zunächst selbst Feuer angelegt und dann eine andere Dienstmagd durch lebhafte Schilderung der Feuerwirkung selbst zur Tat veranlaßt.

Das 16 Jahre alte Dienstmädchen Elisabeth K. aus W. stand bei dem Ziegeleibesitzer Wilhelm R. in B. in Stellung. Da ihr der Dienst nicht behagte, verließ sie den Dienst, wurde aber von ihrem Vater zu ihrem Brotherrn zurückgebracht. Um nun vom Dienste loszukommen, begab sie sich am 30. Dezember 1914 in die hinter dem Wohnhause belegene Scheune und setzte das dort lagernde Stroh in Brand. Das Feuer griff schnell um sich, sodaß das Wohnhaus und die Stallungen teilweise vernichtet wurden. Nach dem Brande wurde die K. bei dem benachbarten Landwirt Theodor O. untergebracht, wo sie mit der Dienstmagd Elisabeth H. zusammenschlief. Beide sprachen nun fortwährend über den Brand bei R. und über das schöne Feuer. Hierdurch angeregt, beschloß das Dienstmädchen H., das Haus ihres Dienstherrn ebenfalls anzuzünden. Am 5. Januar 1915, als sie mit dem Abwerfen von Heu in der neben dem Wohnhaus liegenden Scheune beauftragt war, warf sie ein brennendes Streichholz in das Heu. Durch das Feuer wurden das Wohnhaus und die angrenzenden Gebäude vernichtet.

Beide legten ein volles Geständnis ab. Die Angeklagte K. erhielt für ihre Tat 1 Jahr 3 Monate Gefängnis und die Angeklagte H. 1 Jahr 1 Woche Gefängnis.

Die Dienstmagd Elisabeth K. zündete am 9. Januar 1913 die Scheune ihres Dienstherrn an, um zu ihrer Mutter zurückkehren zu können. Sie will mehr aus Leichtsinn als aus Böswilligkeit gehandelt haben.

Das Dienstmädchen Elisabeth D. hat am 24. Mai 1913 den Brand aus Heimweh angelegt. Von dem Sachverständigen wurde sie als mäßig schwachsinnig bezeichnet.

Das Dienstmädchen Maria S. legte den Brand am 12. September 1912 ebenfalls an, um den Dienst verlassen und nach Hause gehen zu können.

Auch die Dienstmägde Emma Sch. und Antonia K. sowie das Dienstmädchen Elisabeth K. verübten die Brandstiftung, um den Dienst vorzeitig verlassen zu können und um nach Hause zu kommen.

Das Dienstmädchen Elisabeth B. klagte einige Zeit vor der Tat über Heimweh und legte am 13. Februar 1911 den Brand an, um von der Herrschaft fortzukommen.

Ein von mir in einer hiesigen Erziehungsanstalt beobachtetes Mädchen steckte im Alter von 12 Jahren, als es für einige Tage auf dem Lande als Küchenmädchen untergebracht war, zuerst den Schweinestall und dann das Wohnhaus ihres Dienstherrn vorsätzlich in Brand, um die Leute durch den Brand derart in Armut zu bringen, daß sie nicht mehr in der Lage sein würden, sich ein Mädchen zu halten. Sie hoffte auf diese Weise, ihrem Heimwehdrange folgend, nach Hause zu kommen. Die psychiatrische Untersuchung ergab psychopathische Minderwertigkeit, aber keine Geisteskrankheit.

5. Die Verschleierung eines anderen Verbrechens.

In rein verbrecherischem Zusammenhange tritt uns die Brandstiftung entgegen, wenn sie die Verschleierung eines anderen Verbrechens bezweckt. Entweder ist hier die Tat, wie z. B. bei der Verdeckung eines Mordes, einer endogen schlechten und rechtsbrecherischen Gesinnung entsprungen oder als eine Verzweiflungstat aufzufassen, da der Täter keinen anderen Weg sieht, als die Spuren seines Verbrechens durch Brandstiftung zu verwischen. Vielfach sucht der Täter auch Unterschlagungen und Fälschungen durch Verbrennung der Kassen und Kanzleiräume zu markieren. Es ist auch vorgekommen, daß ein Gerichtshaus angezündet wurde, um belastende Akten zu beseitigen.[1]) Die folgenden Fälle geben einen Einblick in die Gedankengänge derartiger Brandstifter, die gerade wegen ihrer Beweggründe besonders gemeingefährliche Verbrecher sind.

Der 23 Jahre alte Anton K. aus G. wurde im Elternhause erzogen, lernte in der Schule schlecht und führte später ein unstätes Leben. Im Jahre 1909 litt er an Tripper und zog sich durch freiwilliges Anrennen gegen ein Fenster im Gefängnis zu A. eine Kopfverletzung zu.

---

[1]) Byloff, Zur Psychologie der Brandstiftung. Arch. f. Krim.-Anthr. 59. Bd. 1914.

In der Nacht vom 1. zum 2. Februar 1910 stahl K. mit 2 Komplicen aus einer Scheune der Witwe H. zu G. 3—4 Sack Kleesamen. Gleich nach dem Diebstahl sagte er zu seinen Helfern: „Wir wollen die Scheune anstecken." Diese gingen jedoch nicht auf den Vorschlag ein und rieten ihm davon ab, worauf der Angeschuldigte zu ihnen äußerte: „Ihr seid zu nichts zu gebrauchen." Etwa eine Stunde später steckte K. die Scheune an, lief ins Feld, bis Hilfe gerufen wurde und ging dann mit den beiden anderen zur Brandstätte.

2 Jahre später stellte sich K., von Gewissensbissen getrieben, den Behörden.

Durch die Tat, für die er 1 Jahr 6 Monate Gefängnis erhielt, wollte er den begangenen Diebstahl verdunkeln.

Während der Strafzeit benahm er sich läppisch, fügte sich schlecht in den Strafvollzug und wurde des öfteren diszipliniert. Er stellte sich vor die anderen Gefangenen hin, starrte sie an, drehte sich um und lachte, wenn er vom Aufseher angeredet wurde. Am 8. April 1912 sagte er zum Aufseher: „Ich gehe heute zur Kommunion. Ich brauche nicht zu beichten, ich habe ja nicht gesündigt." Am 28. Juni 1913 wurde K. in die Irrenabteilung aufgenommen und am 24. Dezember 1913 als gebessert von H a f t p s y c h o s e wieder dem geordneten Strafvollzuge zugeführt.

Der 38 Jahre alte Paul K. genoß im Elternhause eine schlechte Erziehung und führte von Jugend auf ein arbeitsscheues Leben. Über erbliche Belastung ist nichts bekannt geworden. Als Kind hat er an Typhus und im Jahre 1900 an Lungenentzündung und später an Gonorrhöe gelitten. Wegen Diebstahls, Widersetzung und Körperverletzung wurde er sechsmal vorbestraft.

In der Nacht zum 1. Mai 1900 raubte er aus der katholischen Kirche zu R. sämtliche Gold- und Silbersachen und legte, um den Diebstahl zu verdecken, in der Sakristei Feuer an, dem die ganze Kirche und das Küsterhaus zum Opfer fielen. Dieselbe Tat vollführte er in der Nacht zum 3. Mai 1900 in der katholischen Kirche zu N., wo das Feuer aber nicht um sich griff. Die geraubten Kirchensachen sandte K. an zwei verschiedene Adressen nach Hamburg.

Das Urteil lautete auf 15 Jahre Zuchthaus. Seine Führung während der Strafzeit war eine schlechte.

In der Zeit vom 28. Juli 1903 bis zum 17. März 1904 wurde er in der Irrenabteilung beobachtet und wegen einer Gefängnispsychose aus der Haft entlassen und nacheinander in den Irrenanstalten C., Sch. und N. behandelt. Am 25. Juli 1912 wurde R. dem geordneten Strafvollzuge wieder zugeführt. Am 26. September 1913 zum zweiten Male in die Irrenabteilung aufgenommen, wurde er am 25. März 1914 wiederum als gebessert, aber als psychopathisch minderwertiger Mensch dem Strafvollzuge übergeben.

Der 51 Jahre alte August K. stammt aus einer gesunden Familie und wurde im Elternhause erzogen. Wegen Jagdvergehens, Diebstahls, Vergehens gegen den § 9 des RG. vom 9. Juni 1884 und Verleitung zum Meineid wurde er sechsmal vorbestraft.

Am 23. März 1903 verübte K. einen Raubmord an der Witwe B. in L. und setzte, um die Tat zu verdecken, die Wohnung in Brand. Nach gewaltsamer Öffnung des Hauses fand man die Witwe B. tot im Bette liegend. Ein Kopfkissen lag am Fußende des Bettes und war halb verbrannt, ebenso die Daunen. Auf dem Bett stand ein Stuhl, dessen Strohsitz gleichfalls halbverbrannt war. Anfangs leugnete der Beschuldigte die Tat und suchte ein Alibi beizubringen, welches mißglückte.

Das Urteil lautete auf lebenslängliche Zuchthausstrafe. Er fügte sich während der Strafverbüßung dort schlecht in die Hausordnung und verfaßte fortgesetzt umfangreiche Eingaben an alle möglichen Behörden und behauptete, unschuldig zu sein.

Vom 18. April 1912 bis zum 15. Februar 1913 wurde K. in der Irrenabteilung beobachtet und kam in den geordneten Strafvollzug zurück, um am 8. Mai 1913 zum zweiten Male in die Irrenabteilung aufgenommen und am 7. Mai 1914 als gebessert von akuter Haftpsychose wiederum dem geordneten Strafvollzug übergeben zu werden.

Der 31 Jahre alte Stephan K. ist insofern erblich belastet, als eine Schwester von ihm geisteskrank und seine Mutter nervenleidend waren. Als Kind fühlte er sich von seinem Vater und seinem Bruder zurückgesetzt und wurde bei Verwandten erzogen. Im Jahre 1891 erhielt er eine Kopfwunde und will dabei bewußtlos gewesen sein.

In der Nacht zum 24. April 1905 ermordete K. seinen Bruder und steckte dann, um den Mord zu verdunkeln, das Backhaus, welches zur Wohnung eingerichtet war, in Brand, indem er das Bett, in welchem sein ermordeter Bruder lag, anzündete. Zuerst leugnete K. die Tat, gab dieselbe aber später zu.

Das Urteil lautete auf lebenslängliche Zuchthausstrafe. Er führte sich im Strafvollzuge gut und zeigte Reue; jedoch will er zu hoch bestraft sein, da er nicht wisse, wie er zu der Tat gekommen sei. Ein anderes Mal will er durch die Verhältnisse dazu gezwungen worden sein.

Im Jahre 1911 fiel K. durch Größenideen auf. Er wollte Parkettboden in seiner Zelle haben, der Waschtisch war ihm nicht fein genug, die Wände sollten in Ordnung gemacht werden, und er wollte seinen Anzug nach Maß angefertigt haben.

Vom 25. Juli 1911 bis zum 2. Mai 1912 in der Irrenabteilung beobachtet, wurde er als gebessert zur Hauptanstalt zurückverlegt. Nachdem er am 4. Juli 1912 nochmals in die Irrenabteilung aufgenommen worden war, wurde am 3. Juli 1913 wegen degenerativen Irreseins die Haftentlassung beantragt.

6. Das Bestreben vom Militär, aus einer Erziehungsanstalt oder aus dem Polizeigewahrsam fortzukommen.

Bei den nun folgenden Fällen ist die Tat dem Beweggrund entsprungen, vom Militär freizukommen, aus einer Erziehungsanstalt entlassen zu werden oder endlich, um nach der Inhaftierung Gelegenheit zum Entweichen zu finden. Die Motivierung ist insofern eine verschiedene, als entweder schlaue Berechnung nach der Richtung hin vorliegt, daß der Täter zwar durch die Brandstiftung die Gefängnisstrafe verwirkt, aber gerade dadurch auch von dem lästigen Militärdienst befreit wird, oder daß er durch die nicht lange überlegte Tat sich dem Druck der Zwangserziehung entziehen will. Derartig motivierte Brandstiftungen finden sich häufig bei Fürsorgezöglingen, die mit der Verurteilung zu einer Gefängnisstrafe auch den Nebenzweck erreichen, daß sie im Gefängnis keinen körperlichen Züchtigungen sich unterwerfen müssen[1]).

Der 25 Jahre alte Kaufmann B. zu B. wurde im Elternhause erzogen, wo jedoch das Vorbild seines trunksüchtigen Vaters nicht gut auf ihn eingewirkt hatte. Seine Tat schildert B. selbst wie folgt: „Ich war auf Festung in der Waschküche beschäftigt. Die Arbeit war mir zu schwer, aber der Arzt sagte, ich könne dieselbe leisten. Da zündete ich eines Tages beim Aufschluß, um in dem Tumult entweichen zu können, meinen Strohsack an. Dafür bekam ich 1 Jahr Festung, kam in Einzelhaft und war so verzweifelt, daß ich, um nicht mehr zur Kompagnie zurückzukommen, mich entschloß, meine Zelle in Brand zu stecken, auch wenn ich mit verbrennen sollte. Ich stellte, nachdem die Wache fort war, meinen Strohsack an die Zellentür, goß Petroleum darauf und zündete ihn an. Als der Brand entdeckt wurde, war die ganze Zelle in Flammen und ich wurde bewußtlos mit mehreren Brandwunden in das Lazarett gebracht. Durch die Brandstiftung wollte ich eine Änderung in meiner Lage schaffen, ob ich dabei tot blieb oder nicht. Auf alle Fälle wollte ich vom Militär fort.“

Das Urteil lautete auf 3 Jahre Zuchthaus. Während dieser Zeit legte B. ein stumpfes Wesen an den Tag, gab aber zu Klagen keinen Anlaß. Keine Geistesstörung.

Der 23 Jahre alte Eugen W. zu St. ist in seiner Jugend nie ernstlich krank gewesen. Wegen Ehebruchs seines Vaters wurde die elterliche Ehe geschieden. W. selbst führte einen schlechten Lebenswandel, wurde wegen Diebstahls, Sittlichkeitsverbrechens, Unterschlagung, Zechprellerei und Bettelns oftmals bestraft und im Alter von 16 Jahren in Zwangserziehung genommen, nachdem er vorher in der psychiatrischen Klinik in St. beobachtet und als geistig minderwertig bezeichnet worden war. Als Soldat wurde W. wegen Achtungsverletzung und Gehorsamsverweigerung vor versammelter Mannschaft unter Gewehr zu 5 Monaten Festung verurteilt, wo er als Lampenhausknecht beschäftigt wurde. Eines Tages begoß er die Lampenzelle mit Petroleum, nahm Feuer vom Ofen und steckte die Zelle in Brand, um mit Zuchthaus bestraft zu werden und auf diese Weise vom Militär freizukommen.

Er erhielt für seine Tat 4 Jahre Zuchthaus, führte sich während dieser Zeit gut und zeigte in psychischer Hinsicht keine Abweichungen von der Norm.

Der Fürsorgezögling Paul B. lernte in der Schule schlecht, entzog sich öfter dem Unterricht und kam im Alter von 11 Jahren in das Waisenhaus in F. Sein Großvater war geisteskrank und starb durch Selbstmord, und sein Vater war stark dem Trunke ergeben. B. selbst ist jedoch nie ernstlich krank gewesen. Wegen Bettelns, Landstreichens, Diebstahls und Unterschlagung kam er im Alter von 16 Jahren in die Erziehungsanstalt B., wo er am 8. März 1904 im Alter von 19 Jahren 4 Monaten im Arbeitssaal Feuer anlegte, um durch die Verurteilung mit Zuchthaus seine Entlassung aus der Erziehungsanstalt zu erwirken.

Das Urteil lautete auf 4 Jahre Zuchthaus. Seine Führung während dieser

[1]) Generalstaatsanwalt Supper, Diskussionsbemerkung. Blätter für Gefängniskunde 1914.

Zeit war eine schlechte. Er zeigte sich als ein trotziger Mensch ohne jede Erziehung und war leicht erregbar, fiel aber sonst nicht auf.

Der 21 Jahre alte Erich P. zu R. wurde im Elternhaus gut erzogen und war in seiner Jugend nie ernstlich krank. Wegen Diebstahls, Hehlerei und Sachbeschädigung wurde er sechsmal mit Gefängnis und einmal mit Zuchthaus bestraft. Am 3. November 1910 war P. wegen Diebstahls in F. in Polizeigewahrsam genommen worden. In der Nacht bemerkte der Nachtwächter, daß es in der Haftzelle brannte, und als das Feuer gelöscht werden konnte, hatte dasselbe bereits die Tür ergriffen. P. gab an, daß er sich aus Stroh eine Zigarette habe machen wollen, wobei durch seine Unvorsichtigkeit das ganze Stroh in Brand geraten sei.

Das Urteil lautete auf 1 Jahr Zuchthaus. Es wurde angenommen, daß P. sich Gelegenheit zum Entweichen verschaffen wollte. Seine Führung während der Strafzeit war eine schlechte.

Der Militärgefangene Joseph Paul St. hatte die Schule sehr unregelmäßig besucht und verließ später das Elternhaus, hielt sich 4 Monate bei einer Ehefrau in M. auf, mit der er Ehebruch trieb und hatte viel mit den Gerichten zu tun. Nach mehrmonatiger Dienstzeit beim Militär machte er sich der Fahnenflucht schuldig und wurde deshalb zu einer Ende Juli 1916 endigenden Gefängnisstrafe verurteilt. Während der Strafverbüßung empfing St. am Abend des 22. März 1914 nach dem Empfang eines ihm zustehenden Strohsackes noch einen zweiten, den er am anderen Morgen nicht mit ablieferte, sondern in der Zelle behielt. Er nahm dann die in seiner Zelle brennende Petroleumlampe durch Zerschlagen der Scheibe aus ihrem Behälter und steckte damit den Strohsack in Brand, um mit Zuchthaus bestraft und aus dem Heere ausgestoßen zu werden.

Während der Verbüßung der sechsjährigen Zuchthausstrafe äußerte der Angeklagte Vergiftungs- und Wahnideen, die auf eine Haftpsychose zurückzuführen waren.

Am 23. April 1914 meldete der Arresthausaufseher, Vizefeldwebel H. vom ständigen Aufsichtspersonal, daß der Militärgefangene E. am 21. April 1914 gegen 5 Uhr nachmittags Brandstiftung versucht habe. Die Untersuchung hat folgendes ergeben: Der im Arrest befindliche Militärgefangene E. sollte, nachdem er rasiert worden war, wieder in seine Zelle zurückgeführt werden. Der E. sprang schnell die Treppe zu den Arrestzellen hinauf, so daß der Arresthausaufseher, der ein Buch in seine Stube gelegt hatte, nicht so schnell folgen konnte. Oben angekommen, ergriff er die auf dem Flur vor den Arrestzellen Tag und Nacht brennende Lampe, schüttete das in ihr befindliche Petroleum gegen die Wand und auf den Boden seiner Zelle und warf den brennenden Docht, nachdem er den Brenner herausgeschraubt hatte, auf den mit Petroleum getränkten Boden. Es entstand kein Brand, da der Docht sofort ausging. Nach dem Grunde seines Verhaltens befragt, erklärte der E., daß er unter allen Umständen von den Soldaten fort möchte. Da ihm dies durch die begangene Selbstverstümmelung nicht geglückt sei (Tatbericht vom 2. Februar 1914, hier nicht enthalten), so hätte er dieses durch Brandstiftung, auf die ja Zuchthaus und damit Ausstoßung aus dem Heere stände, zu erreichen gehofft. Nicht geisteskrank.

Dieser zuletzt geschilderte Fall illustriert in sehr drastischer Weise, wie der Versuch einer Brandstiftung die Befreiung vom Militär herbeiführen soll, nachdem eine Selbstverstümmelung nicht zu dem gewünschten Ziele geführt hatte.

A. B., geboren den 6. Dezember 1886. Vater Trinker. Er selbst Stotterer. Vorbestraft wegen Fahnenflucht und Beschädigung von Dienstgegenständen. War auf Festung mit der Wäsche beschäftigt. Die Arbeit war ihm angeblich zu schwer, aber der Arzt sagte, er könne diese leisten. B. zündete eines Tages beim Aufschluß, um im Tumult des Brandes entweichen zu können, seinen Strohsack an. Dafür bekam er 1 Jahr Festung. Die Einzelhaft drückte ihn angeblich sehr, so daß er, um nicht zur Kompagnie zurückzukommen, seine Zelle in Brand steckte. Er stellte, nachdem die Wache fort war, seinen Strohsack an die Zellentür und zündete ihn an. Als der Brand entdeckt war, stand die ganze Zelle in Flammen, und er wurde bewußtlos mit mehreren Brandwunden in das Lazarett nach W. gebracht. Mit der Brandstiftung wollte er eine Änderung seiner Lage schaffen, auf alle Fälle wollte er vom Militär fort. Keine Geistesstörung.

7. Die Freude am Feuer und der Mutwille.

Wenn auch die Lehre von der Pyromanie verworfen wurde, so kann es doch keinem Zweifel unterliegen, daß nicht nur auf Kinder, sondern auch auf Erwachsene das Feuer mitunter eine große Anziehungskraft ausübt. So übt der Lichtglanz der in manchen Gegenden Deutschlands alljährlich abgebrannten Osterfeuer auf viele Menschen einen besonderen Reiz aus, und diese Freude am Feuer ist auch in den beiden folgenden Fällen als Hauptursache der Brandstiftung anzusprechen, wenngleich der vorher reichlich genossene Alkohol die Bedenken hinwegräumte, die in völlig nüchternem Zustande vielleicht die leichtsinnige, nicht aus bösartigen Beweggründen entspringende Tat verhütet hätten. Diese unwiderstehliche Freude am Feuer müssen wir mit Groß[1]) als eine überwertig gewordene Neigung ansehen.

Der am 16. Juni geborene Ackerknecht A. W. K. war ein etwas beschränkter Mensch und ließ sich leicht zu dummen Streichen hinreißen. Sein Brotherr, der Kolon Sch. in W., war mit ihm sehr unzufrieden, weil er sich öfters betrank. Am 12. April 1913 (1. Ostertag) begab sich K. abends gegen 8 Uhr zu dem Osterfeuer, das in der Nähe abgebrannt wurde. Auf dem Platz traf er noch mit mehreren Kameraden zusammen und es wurden mehrere Flaschen Schnaps getrunken, so daß K. angeblich bald betrunken war. Auf dem Nachhausewege kamen sie an einem Strohschober vorbei, den K. mit den Worten: „Hier ist noch ein Osterfeuer!" anzündete. Darauf begab er sich, nachdem das Feuer nicht mehr gelöscht werden konnte, gleich nach Haus und legte sich ins Bett.

Der Angeschuldigte gab die Tat zu, behauptete aber, lediglich in betrunkenem Zustande gehandelt zu haben. Nach den Zeugenaussagen war K. jedoch keineswegs sinnlos betrunken, sondern konnte noch ganz gut gehen und vernünftig sprechen.

Das Urteil lautete auf 6 Monate Gefängnis.

---

[1]) Feuerpolizei 1915, Nr. 21.

Der 18 Jahre alte Dachdecker Josef E. aus M. war in dem Geschäfte seines Vaters beschäftigt und nicht vorbestraft. Am 12. April 1914 (1. Ostertag) machte er mit mehreren Kameraden einen Spaziergang, sie tranken unterwegs ziemlich viel, ohne jedoch betrunken zu sein. Gegen Abend gingen sie auf das sogenannte Mühlenfeld, um sich die Osterfeuer anzusehen. Auf dem Nachhausewege wurde davon gesprochen, sich noch ein Osterfeuer zu machen. Als die jungen Leute dann an einem Strohdiemen vorbeikamen, ging E. auf denselben zu, zündete sich hinter demselben eine Zigarette an und hielt das brennende Streichholz an den Strohhaufen in der Absicht, denselben anzuzünden. Er sei aber nicht mit dem Vorsatz, den Brand anzulegen, auf den Strohdiemen zugegangen, vielmehr sei ihm der Gedanke ganz plötzlich gekommen, als er sich die Zigarette angezündet hatte.

Das Urteil lautete auf 2 Monate Gefängnis.

Wie die beiden nachstehenden kurz erwähnten Fälle zeigen, ist der Mutwille und der Übermut mitunter die treibende Kraft der Brandstiftung bei der unreifen Jugend.

Der Schneiderlehrling Bruno Z. und der Knecht Joseph K. legten dreimal Feuer an, um sich einen ordentlichen Spaß zu machen.

Der 16 Jahre alte Knecht Heinrich St. verübte am 8. Januar 1913 Brandstiftung, einmal aus Mutwillen und andererseits, um sich an der Arbeit des Maschinendrehens, die am anderen Tage stattfinden sollte, vorbeizudrücken.

8. Durch Geistesstörung ausgelöste Gedankengänge.

Nicht selten ist auch eine Geisteskrankheit die treibende Kraft der Brandstiftung. Für den Richter ist in derartigen Fällen der Umstand besonders wichtig, daß ein durchaus krankhaftes Denken nach außen hin jahrelang verborgen und ohne Beeinträchtigung der Berufstätigkeit fortbestehen kann. In dieser Beziehung ist der von Professor Dr. Robert Gaupp in dem 3. Heft der Verbrechertypen: Zur Psychologie des Massenmordes Berlin 1914, Springer, geschilderte Fall des Hauptlehrers Wagner sehr lehrreich. Wagner ermordete in der Nacht vom 3. bis 4. September in Degerloch seine Frau und seine vier Kinder und schoß dann, nachdem er an vier Stellen in dem Dorfe Mühlhausen Brand gelegt hatte, auf 20 Personen, von denen 9 starben. Niemand in seiner Umgebung hatte Wagner für geisteskrank gehalten, und keiner hatte geahnt, daß die schreckliche Tat nach den schriftlichen Ausführungen des Mörders in allen wichtigen Einzelheiten feststand. Gaupps Gutachten und das in demselben Heft wiedergegebene Prof. Wollenbergs kamen auf Grund einer sorgsamen Beweisführung zu dem Schlusse, daß Wagner ein in krankhafter Eigenbeziehung und in wahnhaften Vorstellungen befangener Paranoiker war, und daß seine Tat als Ausfluß der Wahnideen zu betrachten sei.

Ich selbst habe in folgenden Fällen eine Geistesstörung als Ursache der Brandlegung feststellen können:

1. Der Zuchthausgefangene Gustav L. in der Strafanstalt M. steckte am 27. Oktober 1915 seine Zelle in Brand, indem er mit dem Handfeger Pech auf sein Bett spritzte und dasselbe mit dem brennenden Petroleum-

apparat in Brand steckte. Der Werkmeister und zwei seiner Mitgefangenen mußten ihn gewaltsam aus der Zelle herausbringen, da er sich sträubte, aus der brennenden Zelle herauszukommen. Bei der Vorführung gab L. auf Befragen keine Antwort. Zur Beobachtung in das Lazarett verlegt, gab er an, daß er sein Leben leid sei und sich verbrennen lassen wollte. Er denke viel an seine alten Eltern, die er infolge seines Verbrechens in Kummer und Schmach zurückgelassen hatte. Dadurch sei er in Verzweiflung geraten. Diagnose: Haftpsychose von melancholischem Typus.

2. Der am 15. Juni 1892 zu B. geborene Knecht Heinrich K. wurde bis zum 6. Lebensjahre im Elternhause und dann bis zum 15. Lebensjahre in der Fürsorgeerziehungsanstalt K. erzogen. Sein Vater war Trinker; sonst ist über eine erbliche Belastung nichts bekannt geworden. Wegen Diebstahls wurde K. zweimal vorbestraft. Am 27. März 1911, im Alter von $18^3/_4$ Jahren, steckte er das Haus seines Brotherrn in Brand. Über die Tat befragt, gab er folgendes an: „Der Bauer, bei dem ich wohnte, war immer komisch gegen mich. Wenn ich Geld haben wollte, gab er nichts. Ich mußte die Arbeiten machen, die der Magd zustanden, z. B. Kühe melken und Kinder hüten. Ich wollte deshalb fort, und da ich wußte, daß der Bauer nach P. gehen wollte, dachte ich seinen Fortgang zu beschleunigen. Ich habe früh $10^1/_2$ Uhr das Stroh in der Nähe des Schornsteins angesteckt und ging an meine Arbeit. Ich konnte merken, daß die Leute Verdacht auf mich hatten. Ich wußte, daß man sich an den Fürsorgezöglingen die Füße abwischen kann.“

Der Geistliche der Erziehungsanstalt K. äußerte sich wie folgt über den Angeschuldigten: „Daß K. bei der an den Tag gelegten guten Führung sich der Brandstiftung schuldig gemacht hat, ist mir noch heute unbegreiflich und ich muß bei den guten Zeugnissen, die ich ihm habe schreiben dürfen, diesen Fall sehr bedauern. Jedenfalls liegt ein Racheakt nicht vor, sondern ich muß diese von ihm geschehene strafbare Handlung lediglich seiner Dummheit zuschreiben, weil er sich der Folgen dieser bösen Tat, bei seiner Beschränktheit nicht klar bewußt gewesen ist. Bei dem in und außer dem Hause gewonnenen Zutrauen wagte es auch meines Wissens niemand, ihn des Verdachtes der Brandstiftung zu zeihen, bis er endlich, von Gewissensbissen beunruhigt, es selbst ausgesagt hat.“

Für seine Tat erhielt K. 1 Jahr und einen Monat Zuchthaus. Seine Führung während dieser Zeit war eine gute. Er zeigte jedoch keine Reue und sagte: „Die Tat war keine Gemeinheit, ich wollte nur Rache üben. Die Tat tut mir nicht leid, weil ich ja doch bestraft bin. Früher war ich eine Zeitlang gottlos, jetzt bin ich aber mehr zur Einkehr gekommen.“ Bei der Tat spielte der Alkohol keine Rolle.

Die Untersuchung in der Strafanstalt ergab das Vorhandensein von ausgesprochenem Schwachsinn.

3. Der 30 Jahre alte Kaspar L. wurde im Elternhause erzogen und ist erblich nicht belastet. Er litt jedoch seit vielen Jahren an epileptischen Anfällen, machte gelegentlich Selbstmordversuche und geriet, besonders in angetrunkenem Zustande, in tobsüchtige Erregung. In der Nacht vom 30. bis 31. August 1903 steckte L. das Haus des Kettenschmiedes Franz B. in L.,

in welchem er wohnte, in Brand, indem er das auf dem Boden lagernde Heu anzündete. L. hat in der fraglichen Nacht zwischen 12 und 1 Uhr in einer Wirtschaft gesessen und getrunken und wurde beobachtet, wie er in einem dunklen Zimmer nach Streichhölzern suchte. Kurz nachdem er nach Hause gekommen war, wurde das Feuer bemerkt. Während des Brandes benahm sich L. sehr aufgeregt, beteiligte sich trotz wiederholter Aufforderung seitens des Gemeindevorstehers nicht an den Löscharbeiten und führte Redensarten, wie: „Ich habe schon einmal wegen Brandstiftung in Untersuchung gesessen, jetzt kann ich ja auch einmal 10 Jahre sitzen. Wenn der Gendarm kommt, kann er mich ja mitnehmen, ich bleibe ruhig stehen. Ich bin der kleine Mann und stecke alle Häuser an.“ Dabei zündete er ein Streichholz an und markierte das Anzünden eines Gegenstandes. Vor dem in Frage stehenden Brande hat er in einer Wirtschaft gesagt, daß er die ganzen Brände in L. und P. verursacht und auch zwei Heu- und Strohhaufen angezündet habe. Die Brände sind durchweg in der Nacht von Sonntag zu Montag oder nach einem Feiertag entstanden und meist da, wo L. wohnte.

Er leugnete zunächst die Tat, gab aber nachher zu, die Brände aus Freude am Feuer und an der großen Menschenmenge angelegt zu haben und zeigte Reue.

In der Zeit vom 9. Dezember 1903 bis zum 20. Januar 1904 wurde L. in der Irrenabteilung M. beobachtet und als schwachsinniger Epileptiker außer Verfolgung gesetzt.

4. Der 1878 geborene Tischler Z., welcher in den Jahren 1902, 1903, 1904 und 1906 viermal wegen Entblößung seiner Genitalien vor weiblichen Personen (Exhibitionismus) gerichtlich bestraft wurde, ist gelegentlich einer Anklage psychiatrisch untersucht worden. Da der Gutachter nur eine gewisse geistige Schwäche feststellen konnte, dagegen nichts, was für Alkoholeinwirkung oder impulsive Akte sprach, so erklärte er sich dahin, daß § 51 RStGB. nicht vorliege.

Im Jahre 1906 kam Z. wegen Brandstiftung unter Anklage. Er hatte innerhalb einiger Monate fünfmal Feuer in Kellern angelegt, das Feuer gemeldet und dafür die Meldeprämie von 3 M. erhalten. Anfangs leugnete Z., der Täter zu sein, gab aber nachher zu, wegen der Meldeprämie einige Male Feuer angelegt zu haben und sagte später, er müßte es wohl in einem Anfall von Geisteskrankheit getan haben, er sei schon früher für geistig minderwertig erklärt worden.

Z. kam nun wieder zur ärztlichen Begutachtung. Es wurde festgestellt, daß er ein erblich, insbesondere von Vaters Seite mit Alkoholismus belasteter, geistig schlecht entwickelter Mensch ist, der ängstlich und befangen erscheint und sich anfallsweise im Anschluß an Ärger exzessivem Alkoholgenuß hingibt. Der Gutachter erachtet bei ihm im Hinblick auf seine Angaben, daß er vor den Straftaten Alkohol genossen habe und an Schwindelanfällen und echter Epilepsie leide, die Möglichkeit nicht für ausgeschlossen, daß eine vorübergehende geistige Störung (epileptischer Dämmerzustand) im Sinne des § 51 RStGB. zur Zeit der Tat vorlag. Z. wurde daraufhin außer Verfolgung gesetzt und in die Irrenanstalt aufgenommen. Hier wurden ebenfalls epileptische Dämmerzustände beobachtet.

5. August Sch., 30 Jahre alt, war durch seinen in der Irrenanstalt gestorbenen Vater erblich belastet und selbst sehr dem Trunke ergeben. Er sprach viel wirres Zeug und wurde in seinem Heimatsorte für nicht normal gehalten. Wegen Diebstahls, Betruges, Mißhandlung und Urkundenfälschung ist er dreimal vorbestraft.

Am 30. August 1904 hatte Sch. mit seiner Frau, die ihm die Schnapsflasche weggenommen hatte und mit der er in dauerndem Unfrieden lebte, wieder einen Auftritt, in dessen Verlauf er diese mit dem Beil bedrohte und die Flasche zurückverlangte. Gegen Abend bemerkte die Frau Feuer in der Scheune und fand ihren Mann in angetrunkenem Zustande auf dem brennenden Stroh sitzend. Bei dem Brande benahm Sch. sich teilnahmlos, belästigte die Löschenden und sagte: „Ihr sollt aufhören, es nutzt ja doch nichts."

Vom 23. Dezember 1904 bis zum 3. Februar 1905 wurde Sch. in der Irrenanstalt beobachtet und wegen epileptischer Seelenstörung freigesprochen. Von der Tat wollte er anfangs nichts wissen, gab sie aber nachher zu.

6. Die am 16. November 1893 zu B. geborene Dienstmagd Wilhelmine St. stammt aus einer gesunden Familie und ist in ihrer Kindheit nicht ernstlich krank gewesen. Im Jahre 1911 machten sich öfter Kopfschmerzen und Schwindelgefühl bemerkbar, und es trat im gleichen Jahre der erste Krampfanfall auf. Im Jahre 1913 war die St. bei dem Landwirt K. in Diensten, bei dem sie zu vier verschiedenen Malen Geld entwendete. Als sie merkte, daß die Hausbewohner Verdacht hatten, legte sie den zuletzt entwendeten Betrag von 9 M. wieder an die alte Stelle. Nachdem sie von dem Sohne des Hausherrn zur Rede gestellt war, gab sie den Diebstahl sofort zu. Am 2. Juni 1913 war die St. allein im Hause und zündete an diesem Tage das auf dem Boden lagernde vorjährige Heu an. Dem Brande fielen das Wohnhaus, Nebenhaus und Dreschhaus und der Kuhstall vollständig zum Opfer. Nach dem Beweggrunde der Tat befragt, gab die Beschuldigte an, den Brand lediglich aus Ärger über sich selbst wegen der begangenen Gelddiebstähle angelegt zu haben. „Es war mir, als müßte ich die in mir gärende Unruhe und die Gewissensbisse ersticken."

In dem von dem zuständigen Kreisarzt ausgestellten Gutachten heißt es, daß die St. an einer Erkrankung leide, die der Hysterie am nächsten komme, sich aber bei Begehung der Tat nicht in einem Zustande von Bewußtlosigkeit oder krankhafter Störung der Geistestätigkeit, durch welchen ihre freie Willensbestimmung ausgeschlossen war, befunden habe. Es sei jedoch wahrscheinlich, daß die Beschuldigte, wäre sie ganz gesund, die Tat nicht begangen haben würde.

Die Angeklagte wurde freigesprochen und später eine hysterische Seelenstörung festgestellt.

7. Der Steinbrucharbeiter Heinrich Sch. legte am 28. Juli 1912 das Feuer auf einem Bodenzimmer an. Vorher war er 3 Jahre lang wegen Melancholie in einer Irrenanstalt untergebracht.

8. Der Knecht Fritz W. legte am 9. Dezember 1912 den Brand an, weil er mit seinem Brotherrn Streitigkeiten gehabt hatte. Er leidet an Dementia praecox und steht unter Vormundschaft.

9. Am 17. Dezember 1910 legte der Bergmann Peter C. Feuer an und wurde nach erfolgter Freisprechung wegen Geisteskrankheit einer Anstalt überwiesen. Es handelte sich um eine traumatische Psychose.

10. Der am 1. Dezember 1872 geborene W. St. zeigte nach Mitteilung des Ortspfarrers ein verschlossenes Wesen und erweckte den Verdacht, daß er geistig nicht normal war. Er verkehrte wenig und wurde von den Leuten, die mit ihm geschäftlich zu tun hatten, als in seinem Wesen rätselhaft bezeichnet. Er war erfinderisch in tollen Streichen, ruinierte sein Vermögen, verkaufte seinen Viehbestand, ließ einen unpraktischen Neubau aufführen und vermachte seiner sechzehnjährigen Braut sein ganzes Vermögen. Er wurde wegen Brandstiftung und Betrugsversuchs zu 3 Jahren und 1 Monat Zuchthaus verurteilt. Am 22. März 1906 schrieb St. einen Brief an den Kaiser, in welchem er sich als Spion gegen Komplotte, welche das Leben Sr. Majestät gefährdeten, hinstellte. Am 7. Mai 1906 in die Irrenabteilung M. aufgenommen und am 24. November 1906 wegen chronischer Paranoia der Heilanstalt M. zugeführt, wurde St. von Dr. Rixen im Wiederaufnahmeverfahren für geisteskrank erklärt und ebenfalls im Entmündigungsverfahren für geisteskrank erachtet.

Geisteszustand der Täter.

Bei den von mir selbst beobachteten geisteskranken Brandstiftern wurden demnach folgende Psychosen festgestellt:

1. Haftpsychose;
2. Schwachsinn;
3. Epileptischer Schwachsinn;
4. Epileptischer Dämmerzustand;
5. Epileptische Seelenstörung;
6. Degenerative Seelenstörung;
7. Hysterische Seelenstörung;
8. Dementia praecox;
9. Traumatische Psychose;
10. Paranoia.

Hinzu kommt noch 1 Fall von „Alkoholischer Seelenstörung“, der unter den Alkoholikern aufgeführt worden ist. Es sind demnach im ganzen unter den von mir beobachteten 57 Fällen von Brandstiftungen 11 Fälle von Geistesstörung zu verzeichnen, die schon zur Zeit der Tat bestand und die auslösende Ursache des Verbrechens wurde. Es ist natürlich selbstverständlich, daß alle Formen von Geistesstörung zur Brandlegung führen können. Was nun den Geisteszustand der übrigen von mir beobachteten Täter anbetrifft, so sind 29 als psychopathisch minderwertig oder degeneriert und 17 als geistig gesund bei Ausübung der Tat angesprochen. Im Verlauf der Strafe wurden 12 geisteskrank. Von ihnen waren 10 durch Geisteskrankheit, Trunksucht oder Kriminalität der Aszendenz erblich belastet. Vorbestraft waren 23. Die Erziehung war in 8 Fällen eine mangelhafte. In 6 Fällen mußte Zwangs- oder Fürsorgeerziehung eintreten. Die Führung während des Strafvollzugs war in 32 Fällen eine gute und in 14 Fällen eine schlechte. Der Altersdurchschnitt zur Zeit der Tat betrug 32 Jahre.

Die Beweggründe der Tat unter den 57 von mir beobachteten Brandstiftern waren, rein zahlenmäßig ausgedrückt:

Rache	21,05%	Verschleierung von Verbrechen	7,02%
Alkohol	5,26%	Befreiung vom Militärdienst usw.	12,28%
Habsucht	26,31%	Freude am Feuer	3,51%
Heimweh	5,26%	Geisteskrankheit	19,30%

Bei den gesamten 100 Fällen, über die ich berichtet habe, verteilen sich die Beweggründe rein ziffernmäßig folgendermaßen:

Rache	38%	Verschleierung von Verbrechen	4%
Alkohol	6%	Befreiung vom Militärdienst usw.	7%
Habsucht	22%	Freude am Feuer, Mutwillen	5%
Heimweh	7%	Geisteskrankheit	11%

Unter den nicht selbstbeobachteten Fällen waren mit Sicherheit zur Zeit der Tat nach Ausweis der Akten 3 Fälle geisteskrank, und zwar handelte es sich um ärztlich festgestellte Fälle von Melancholie, Dementia praecox und traumatischer Psychose. Sonstige Fälle von Geisteskrankheit waren unter diesen nicht selbst beobachteten Brandstiftern nach dem Ergebnis zuverlässiger Ermittelungen nicht vorhanden. Dagegen war es nicht möglich, sicheres Material darüber zu finden, wieviel unter ihnen geistig minderwertig waren. Es sind deshalb diese Fälle auch nur nach dem Gesichtspunkt der Beweggründe behandelt worden, ohne daß aus ihnen ärztliche Schlußfolgerungen gezogen werden sollen. Ich habe jedoch andererseits mit Absicht auf diese Fälle nicht verzichtet, weil sie ein Material enthalten, das uns Ärzten durchweg nicht zugänglich, vielmehr nur durch die Feuerversicherungsanstalten zu erhalten ist. Eine Außerachtlassung dieser Fälle würde namentlich nach der volkswirtschaftlichen Seite hin kein vollständiges Bild geben.

Stellungnahme zur Pyromanie.

Vergleiche ich nun den Geisteszustand der von mir untersuchten Brandstifter mit den in der Literatur niedergelegten Erfahrungen, so kann es keinem Zweifel unterliegen, daß unter den Brandstiftern neben den geistig Gesunden eine große Zahl von psychopathisch Minderwertigen und auch eine ganze Reihe von Geisteskranken sich findet. Einen bestimmten monomanischen Brandstiftungstrieb im Sinne der Pyromanie, d. h. einen von sinnlichen Gefühlen eingegebenen spezifischen Trieb zum Feueranzünden habe ich in keinem meiner Fälle finden können. Auch die Fälle, bei denen Freude am Feuer als Beweggrund festgestellt wurde, können nicht für die Pyromanie in Anspruch genommen werden. Es handelt sich hier vielmehr um die Tatsache, daß ein sonst normaler Zug bei ungehemmter Entwicklung zur verbrecherischen Tat führen kann. Ebenso wie der normale Geschlechtstrieb zu Sittlichkeitsverbrechen, der an sich gesunde Egoismus zu Eigentumsvergehen, das Streben nach Unabhängigkeit zu politischen Verbrechen führen kann, so kann auch, wie Hans Groß in seiner schon erwähnten Arbeit über Brandstiftung ausführt, die natürliche Freude am Feuer die Veranlassung zur Brandstiftung werden. Neuerdings bezeichnet Hans Schmid[1]) in Basel in ähnlichen Fällen die Brandlegung als einen Rückfall in das kindliche Spiel mit dem Feuer, und gewinnt den Eindruck, die Brandstifter ständen, abgesehen von den Tätern, die den Brand wegen der Versicherungssumme oder zwecks Verdeckung anderer Verbrechen legten, unter einem unerklärlichen Zwang. Bei meinen Beobachtungen wurde die Tat durch den Umstand wesentlich dem Verständnis näher gerückt, daß die auf dem geschilderten Wege überwertig gewordene Feuerlust infolge genossenen Alkohols nicht durch hemmende Gegenmotive in ihre richtigen Schranken zurückgewiesen

[1]) Psycholog Abhandlg. von C. G. Jung, Bd. 1, Fr. Deuticke's Verlag, Leipzig-Wien 1914.

wurde. Auf diese Weise ist es möglich, eine ganze Reihe von Bränden zu erklären, deren Entstehung früher als unerklärlich bezeichnet wurde. Auch der Hunger nach Sensation zur Beseitigung eines unerträglichen Druckes bringt nach Byloff[1]) für viele scheinbar motivlose Brandlegungen eine einleuchtende Erklärung.

Nach Jaspers[2]) scheint eine sehr wesentliche Rolle in der Entstehungsgeschichte dieser triebartigen Handlungen das Gefühl der Vereinsamung und Verlassenheit zu spielen, das die jungen Mädchen befällt, wenn sie unreif und unerfahren in fremde und ungewohnte Abhängigkeitsverhältnisse versetzt werden. Es entwickelt sich dann der Antrieb, irgend etwas zu tun, was die Sachlage rasch und vollständig ändert. Es ist auch nicht unwahrscheinlich, daß sich im Sinne Mönkemöllers mitunter die dunklen Regungen des Geschlechtslebens in der Brandstiftung Luft machen, wenngleich ich sadistische Züge, wie sie von Naecke, (loc. cit.) Wulffen (l. c.) und Jwan Bloch[3]) erwähnt werden, an meinen Fällen nicht beobachten konnte. Dagegen dürfte die Auffassung Schmids, daß alle Brandstifter unmittelbar vor dem Verbrechen, sich in einem psychologisch wohl charakterisierten Zustand befinden der als Libidostauung zu bezeichnen ist, in dieser Verallgemeinerung entschieden zu weit gehen.

Der Begriff der Pyromanie ist trotz des immer wieder bemerkbaren Hervortretens verwandter Anschauungen um so mehr abzulehnen, als in der Heranziehung eines besonderen Zwangstriebes etwas Unnatürliches und eine Künstelei zu suchen ist, die man bei forensischen Fällen entweder dem Angeklagten selbst oder dem Gutachter zur Last legen muß. Dabei mag zugegeben werden, daß bei Degenerierten mitunter wirklich triebartige Handlungen vorkommen, sie sind hier aber durchweg keine reinen Triebhandlungen, da meistens außer der Triebregung noch andere Beweggründe wirksam sind. Der Brandstiftungstrieb ist also kein gewissermaßen in Reinkultur gezüchteter Trieb, der eine besondere Krankheit für sich darstellt, und die besondere Richtung des Triebes ist, wie Hoche[4]) mit Recht ausführt, ganz unwesentlich. Des öfteren lassen derartige triebartige Handlungen auf einen krankhaften Ursprung schließen. In sehr unzweideutiger Weise nahm zu dieser Frage Mendel Stellung, wenn er sagte: „Die Kleptomonomanie, die Pyromonomanie und die Mordmonomanie sind entweder keine Monomanien, indem die verbrecherischen Neigungen als Teilerscheinung einer Psychose auftreten, welche von sehr verschiedener Form sein kann, oder die angeblichen Monomanen sind als Verbrecher zu bezeichnen[5]). Der Begriff der Pyromonomanie kann also entsprechend der allgemeinen psychiatrischen Erfahrung um so weniger anerkannt werden, als die Brandstiftung entweder aus normalen Beweggründen, oder aus der geringen Widerstandskraft gegen augenblickliche mitunter vielleicht sexuell betonte Affekte, oder aus Störungen der Intelligenz und dem dadurch bedingten Mangel an Überblick über die Folgen des Tuns, durch die bei akutem und chronischem Alkoholmißbrauch, Epilepsie und Hysterie, in der Pubertät und bei der Menstruation[6]) auftretenden Ausnahme-

[1]) Zur Psychologie der Brandstiftung, Arch. f. Kriminalanthropologie. 59. Bd.

[2]) Jaspers, Heimweh u. Verbrech. Diss. 1909. vgl. auch Kraepelin. Psychiatrie 8. A. 4. Bd.

[3]) Beitr. zur Altiologie der Psychopathia sexualis, Dresden 1903.

[4]) Gerichtl. Psychiatrie. Berlin, Hirschwald, 1901.

[5]) Mendel, Leitfaden der Psychiatrie, Stuttgart 1912.

[6]) Da mein Material vorwiegend aus Männern besteht, stützt sich diese Schlußfolgerung auf die in der Literatur niedergelegten Erfahrungen.

zustände, oder endlich durch eine krankhafte Störung der Geistestätigkeit zu erklären ist, die sich ebenso gut in einem anderen Verbrechen wie in der Brandstiftung, die für keine der bekannten Geistesstörungen kennzeichnend ist, Luft machen kann. Die Brandstiftung erfolgt also entweder aus normalpsychologischen Beweggründen als eine durch das Ineinandergreifen von Überlegungen, Motiven und Gegenmotiven charakterisierte Willenshandlung, oder sie ist als eine Triebhandlung ein Symptom verschiedener krankhafter Vorgänge und keine isolierte psychische Störung. Daraus ergibt sich ohne weiteres die Tatsache, daß der Brandstifter in kriminalpsychologischer Hinsicht keine Einheit darstellt und daß man deshalb nicht von einer Psychologie des Brandstifters sui generis reden kann.

Bekämpfungsvorschläge.

Bei der großen Verschiedenheit der Individualität der Brandstifter ist es selbstverständlich, daß die Bekämpfungsmaßnahmen sehr verschiedene sein müssen.

Diese Bekämpfungsmaßnahmen zu besprechen dürfte um so berechtigter sein, als der Nachweis erbracht ist, daß die Brandstiftung wegen des schweren Schadens, den sie fremdem Eigentum und insbesondere unserem Volksvermögen zufügt und wegen der großen Gefahren, die sie für Menschenleben mit sich bringt, als ein überaus gemeingefährliches Verbrechen zu bezeichnen ist.

Handelt es sich um einen geisteskranken Brandstifter, so wird eine beschleunigte Unterbringung in einer öffentlichen Heilanstalt dringend notwendig sein. Bei Geisteskranken, die auf Grund des § 51 RStGB. nicht bestraft werden können, müßte der Strafrichter die Überführung in eine Anstalt im Interesse möglichster Beschleunigung wenigstens vorläufig verfügen können. Auf diese Weise würde verhütet werden, daß ein geisteskranker Täter nach stattgehabter Verhandlung infolge zu später Anstaltsaufnahme inzwischen wieder ein neues Verbrechen der Brandstiftung begehen könnte. In diesem Zusammenhange sei auf eine Arbeit Mehls[1]) verwiesen, der die Ansicht aufstellt, daß die Strafjustizbehörden bei ihrer fortschreitenden psychiatrischen Erfahrung und bei ihrer tieferen Einsicht in die Gemeingefährlichkeit bestimmter Geisteskranker weit geeigneter zur Entscheidung der Frage der Unschädlichmachung Geisteskranker seien als die Polizeibehörden. Nach dem Vorentwurf zum neuen Strafgesetzbuch würde der jetzige § 51 durch den § 63 Absatz 1 ersetzt werden, welcher lautet: „Nicht strafbar ist, wer zur Zeit der Handlung geisteskrank, blödsinnig oder bewußtlos war, so daß dadurch seine freie Willensbestimmung ausgeschlossen wurde.“ Der geäußerte Wunsch nach rechtzeitiger Unterbringung unzurechnungsfähiger Brandstifter und nach Schutz der Allgemeinheit gegen eine weitere Gefährdung durch eine psychisch abnorme Persönlichkeit würde im § 65 des Vorentwurfes berücksichtigt werden, da das Gericht nach der Fassung dieses Paragraphen bei einem Rechtsbrecher, der nach § 63 Absatz 1 freigesprochen oder außer Verfolgung gesetzt wurde, wenn es die öffentliche Sicherheit erfordert, seine Verwahrung in einer öffentlichen Heil- oder Pflegeanstalt anzuordnen hat. Dieser Vorteil würde auch nach der veränderten Fassung des sogenannten Kommissionsentwurfes bestehen bleiben. Der § 63 Absatz 1 des Vorentwurfs hat in dem

[1]) Die Geschichte eines geisteskranken Brandstifters. Von Aug. Mehl, Amtsrichter in Pforzheim. Archiv für Kriminalanthropol. u. Kriminalistik Bd. 22, S. 218.

Kommissionsentwurf folgende Fassung erhalten: „Nicht schuldhaft handelt, wer zur Zeit der Handlung wegen krankhafter Störung der Geistestätigkeit oder Bewußtseinsstörung nicht die Fähigkeit besaß, das Ungesetzliche seiner Tat einzusehen oder seinen Willen dieser Einsicht gemäß zu bestimmen." In zweiter Lesung wurde diese Bestimmung im übrigen dahin ergänzt, daß die „Geistesschwäche" aufgenommen wurde. Der Kommissionsentwurf schließt sich hinsichtlich der Unterbringung wegen Unzurechnungsfähigkeit Freigesprochener in erster Lesung dem Vorentwurf an und ergänzt ihn in zweiter Lesung dahin, daß, wenn die Verwahrung oder Unterbringung unterbleibt, auf Schutzaufsicht erkannt werden kann.

Die Entlassung aus der Heilanstalt würde erfolgen müssen, wenn sich der Zustand des Kranken gebessert hat. Nach dem Vorentwurf und nach dem Kommissionsentwurf bestimmt die Landespolizeibehörde über den Zeitpunkt der Entlassung. Gegen ihre Bestimmung ist gerichtliche Entscheidung zulässig. Die Zulässigkeit einer gerichtlichen Entscheidung ist nach E. Schultze[1]) zu begrüßen, weil die Sicherheit der Gesellschaft durch die Möglichkeit des gerichtlichen Eingreifens nur gewinnen kann. Nach dem Kommissionsentwurf ist die Entscheidung des Gerichts herbeizuführen, wenn die Verwahrung über 2 Jahre ausgedehnt werden soll. Die Mitbeteiligung der Polizei bei der Entlassung, wie sie in den Ministerialerlassen vom 15. Juni 1901, 6. Januar 1902 und 20. Mai 1904 vorgesehen ist, dürfte gerade bei gemeingefährlichen Brandstiftern von Bedeutung sein.

Bei der großen Zahl der psychopathisch Minderwertigen unter den Brandstiftern wird naturgemäß auch der verminderten Zurechnungsfähigkeit, die nach heftigem literarischem Kampf von den meisten Irrenärzten und vielen Strafrechtslehrern anerkannt wird, eine große Bedeutung zukommen. Der Vorentwurf enthält besondere Vorschriften über Personen, deren Zurechnungsfähigkeit in hohem Maße vermindert ist und trägt damit einem allgemein anerkannten Bedürfnis Rechnung. Freiheitsstrafen sind an den nach § 63 Absatz 2 Verurteilten unter Berücksichtigung ihres Geisteszustandes und soweit dieser es erfordert, in besonderen, für sie ausschließlich bestimmten Anstalten oder Abteilungen zu vollstrecken.

Bei den auf Grund dieses Absatzes zu einer milderen Strafe Verurteilten hat das Gericht nach § 65 des Vorentwurfes die Verwahrung in einer öffentlichen Heil- und Pflegeanstalt anzuordnen, wenn es die öffentliche Sicherheit erfordert. Der Vorentwurf behandelt also Unzurechnungsfähige und vermindert Zurechnungsfähige ohne jede Individualisierung völlig gleich. Da nun aber die Heilanstalten Krankenanstalten und keine Bewahrungsanstalten für Verbrecher sind, so dürfte gerade der Hinweis auf den psychopathisch in hohem Maße gemeingefährlichen minderwertigen Brandstifter, den man doch unmöglich in der gleichen Weise unterbringen kann, wie einen Geisteskranken, die Unzulänglichkeit der Fassung des § 65 des Vorentwurfes ergeben. Leider hat auch der Kommissionsentwurf nach dieser Richtung hin keine Änderung gebracht, die vom ärztlichen Standpunkt aus dringend wünschenswert und durch den von Aschaffenburg[2]) vorgeschlagenen Zusatz: „Wenn es die öffentliche Sicherheit erfordert, kann das

[1]) Bemerkungen zum Vorentwurf des Strafgesetzbuches. Jena, G. Fischer, 1910, S. 19.

[2]) Bemerkungen zum Vorentwurf des Strafgesetzbuchs, herausgegeben von der Justizkommission des deutschen Vereins für Psychiatrie. Jena 1910.

Gericht im Anschluß an die Strafe oder an deren Stelle die Verwahrung in einer eigenen Anstalt anordnen," zu erreichen wäre. Moeli — vgl. Bemerkungen zum Vorentwurf — weist mit Recht daraufhin, daß viel folgerichtiger als der deutsche Entwurf der österreichische Entwurf für diese Gruppe besondere staatliche Anstalten fordere. Allerdings wird man auch Schultzes Ansicht als beachtlich bezeichnen müssen, der ein einheitliches Verfahren für die Verwahrung unzurechnungsfähiger und vermindert zurechnungsfähiger Personen, welche die öffentliche Sicherheit gefährden, wünscht und als nachahmenswertes Beispiel die einheitlichen prozessualen Vorschriften über die Entmündigung wegen Geistesschwäche und Geisteskrankheit erwähnt, zumal da die Folgen der beiden Entmündigungsverfahren verschieden sind, ähnlich wie die verschiedenen Anstalten, die für die einen oder anderen gemeingefährlichen Personen in Betracht kommen könnten. Über die Notwendigkeit derartiger Sicherungsanstalten für psychopathisch Minderwertige[1]) kann jedenfalls kein Zweifel sein und es sei noch besonders hervorgehoben, daß v. Hentig und v. Liszt der rechtzeitigen Unterbringung des Minderwertigen in einer solchen Anstalt das Wort reden. Göring fordert unbedingt eine Internierungsmöglichkeit von unbestimmter Dauer für geistig minderwertige und gemeingefährliche Verbrecher. Er will die Internierung der Gemeingefährlichen nicht immer in festen Häusern erfolgen lassen. Je nach ihrer Art wird nach Göring jede, selbst die freieste Form angebracht sein können. Zur Unterbringung gemeingefährlicher Individuen sind nach Ansicht Görings unter Umständen auch Trinkerheilanstalten und Arbeitshäuser geeignet. Im Gegensatz zum Vorentwurf sieht der Kommissionsentwurf auch bei gewerbs- und gewohnheitsmäßigen für die Rechtssicherheit gefährlichen Verbrechern eine der Strafe nachfolgende Sicherungsverwahrung vor.

Einen verheißungsvollen Ausblick hinsichtlich der Wirksamkeit der Verwahrung auf unbestimmte Zeit gibt die von der Feuersozietät Münster gemachte Erfahrung, daß die Brandstiftungen während des jetzigen Weltkrieges neben manchen anderen Ursachen, z. B. Einschränkung der Verabfolgung von Alkohol, namentlich infolge der im Bereich ihres Bezirkes verhängten militärischen Sicherungshaft über Vagabunden und Arbeitsscheue in ungeahnter Weise zurückgingen.

Die Sicherungshaft wurde im Bereiche des VII. Armeekorps durch nachstehend wiedergegebene Verfügung des stellvertretenden kommandierenden Generals VII. Armeekorps vom 11. August 1915 eingeführt:

„Um die noch immer bestehende Landstreichergefahr nach Möglichkeit zu beseitigen, ordne ich für den Bereich des VII. Armeekorps, soweit er die Provinz Westfalen umfaßt, hiermit an, daß diejenigen auf der Landstraße, in Wandererarbeiterstätten, in Herbergen oder in Unterkunftsräumen für Obdachlose (Asylen) betroffenen Personen, welche offenkundig arbeitsscheu sind, in polizeiliche Sicherheitshaft genommen werden. Die Polizeiverwaltungen werden angewiesen, die Papiere dieser Leute sofort zu beschlagnahmen und ungesäumt dem stellvertretenden Generalkommando des VII. Armeekorps zuzusenden. Dieses wird die militärische Sicherheitshaft anordnen und sodann umgehend mit dem Herrn Landeshauptmann der Provinz Westfalen in Verbindung treten, welcher sich

[1]) Vgl. Die Gemeingefährlichkeit. Von H. Göring. Berlin, J. Springer, 1915.

bereit erklärt hat, soweit der Raum und die Überwachungskräfte ausreichen, diese Leute auf meine Anordnung in den Arbeitshäusern oder Arbeiterkolonien unterzubringen. Die Polizeiverwaltung erhält sodann umgehend von hier die Anweisung, wohin der Festgenommene zu überführen ist.

Handelt es sich um alte und gebrechliche Leute, die auf der Landstraße, in Wanderarbeiterstätten, Herbergen oder Unterkunftsräumen für Obdachlose (Asylen) aufgegriffen werden und nicht zu den offenkundig Arbeitsscheuen zu zählen sind, so sind sie nach Feststellung ihrer armenrechtlichen Verhältnisse gleichfalls vorläufig in Polizeihaft zu nehmen, und es ist zu versuchen, sie in einem Armen- oder Siechenhaus unterzubringen. Gelingt dies nicht, so wird mit ihnen ebenso wie mit den arbeitsscheuen Personen verfahren.

Ich ersuche ergebenst, mit Rücksicht auf die Ernte und wegen Gefährdung der Mühlengehöfte, Speicher, Kornlagerhäuser und ähnlicher Betriebe diese Maßnahmen mit aller Strenge durchzuführen und mit allen Kräften dahin zu wirken, daß der dortige Bezirk auch für die Zukunft von Arbeitsscheuen freibleibt."

Im Hinblick auf den vorstehenden Erlaß sollen die mit vollem Recht geäußerten juristischen Bedenken gegen die Sicherungshaft, welche indessen durch das Gesetz betreffend die Verhaftung und Aufenthaltsbeschränkung auf Grund des Kriegszustandes und des Belagerungszustandes vom 4. Dezember 1916 eine nicht unwesentliche Einschränkung erfahren hat, nicht berührt, sondern nur auf den durch die Verwahrung erzielten Erfolg aufmerksam gemacht und auf die Bekämpfung der Vagabondage als eines wirksamen Mittels zur Verhütung der Brandstiftung hingewiesen werden. Der nachstehende mir zur Verfügung gestellte Bericht möge ganz allgemein illustrieren, wie sich eine solche Verwahrung von Arbeitsscheuen praktisch gestaltet hat.

„Wenn je eine Maßnahme so schnell und so gründlich den Kernpunkt des Beabsichtigten getroffen und die Wirkung nicht verfehlt hat, ist es unstreitig die Überweisung aller der Personen in das Arbeitshaus auf unbestimmte Zeit, die je nur von der Maßnahme des Generalkommandos erfaßt werden konnten. Das Arbeitshaus sah denn auch in den Eingelieferten meist seine bekannten ehemaligen Zöglinge wieder, die in der Mehrzahl in zynischer Weise jede dargebotene Hand auf Unterbringung zur regelrechten Arbeit und die wohlgemeintesten Fürsorgebestrebungen seinerzeit zurückgewiesen und auch, vielfach auf die abgegrenzte Strafe sich stützend, dem Beamten- und Aufsichtspersonal den Dienst erschwert hatten. Es kamen ferner alle die Schrecken der Landstraße, die sogenannten Pennbrüder, das Gesindel der ehrverlustigen Zuhälter, die Stammgäste der Herbergen, die keine Arbeit verstehenden Eckensteher, Stadtbummler, nicht zu vergessen auch Stadt- und Landoriginale, die unter dem Rentenschutz sich in Friedenszeiten alles erlauben konnten; Schwindler, die als Feldgraue und Feldzugsteilnehmer sich ausgegeben und ihr frevelhaftes Gewerbe in unverschämtester Weise betrieben hatten. Es fehlten aber auch ehemalige Pfleglinge des hiesigen Trinkerheims und der Arbeitsscheuenabteilung nicht, die nunmehr von der Maßregel der militärischen Sicherheitshaft auch erfaßt wurden. Mit dummen Gesichtern standen sie da, wenn ihnen bekanntgemacht wurde, daß die Zeit des Aufenthaltes im Arbeitshause unbegrenzt sei und die Entlassung lediglich von dem Fleiß bei der Arbeit, einem guten Betragen, sowie von der

Verpflichtung, einen vorher sichergestellten Arbeitsplatz auf die Dauer eines Jahres bedingungslos anzutreten, abhängig gemacht werden müßte. Selbstverständlich wurde ihnen anheimgestellt, da sie bisher die dargebotenen Arbeitsstellen anzutreten sich geweigert hatten, nunmehr selbst sich um Arbeit zu bemühen. Diese Maßregel war in den meisten Fällen schon deshalb geboten, weil der Entschuldigung, „sie hätten immer gearbeitet", nicht besser begegnet werden konnte, als daß sie mit den Arbeitgebern, bei welchen sie fleißig gearbeitet und sich unentbehrlich gemacht haben wollten, selbst schriftlich verhandeln mußten. Nur in vereinzelten Fällen war ein sofortiger Erfolg zu verzeichnen, in den meisten dagegen verzichteten die Arbeitgeber auf ihre Einstellung und oft mußten sie ihre anerkannte Arbeitsscheu auch von diesen hören. Die Verkommenheit dreier Viertel der Eingelieferten war außerordentlich groß und oft so, wie Korrigenden nur noch selten eingeliefert werden. Denjenigen, die ohne Hemd und Strümpfe und mit abgerissener Kleidung ankamen, wurde bekanntgemacht, daß ihre Entlassung außerdem auch noch die Beschaffung eines vollständigen Entlassungsanzuges aus ihrem Arbeitsverdienst zur Voraussetzung habe.

Die anfängliche Anwendung der Hauszuchtstrafen für Entmündigte und Arbeitsscheue hatte wenig nachhaltige Wirkung, weshalb auf die für Korrigenden vorgesehenen Strafen zurückgegriffen werden mußte. Die verkommenen schweren Rechtsbrecher fühlen sich eben nur bei der schärfsten Hausordnung wohl.

Die Arbeitsleistung war anfänglich nur eine ganz mäßige, da die Mehrzahl der Eingelieferten ihre Lage nicht begriff und dementsprechend aktiven und passiven Widerstand entgegensetzte. Auch nach Überwindung der irrigen Ansichten und, wenn die mit Hochdruck sofort aufgegebenen Gesuche und Beschwerden nach gründlicher Prüfung gänzlich versagten, war auch dann die Arbeitsleistung zum größten Teil nicht mit der der Korrigenden zu vergleichen. Erst nach längerer Anstaltsbehandlung und nach Bildung größerer Arbeitstrupps konnte von einer gleichmäßigen und verständigen Leistung gesprochen werden. Abgesehen davon war die Aufsichtsführung bei dieser Art Insassen durch den Drang zur Flucht und den passiven Widerstand zur Arbeit recht schwierig. Alte Aufseher erklärten, lieber 100 Korrigenden als 10 arbeitsscheue Wanderer zur Arbeit anzustellen und zu bewachen.

Das Arbeitshaus erblickt nun in der Einrichtung dieser Abteilung und namentlich in dem beschleunigten Verfahren von dem Augenblick des Erkennens der Tat an bis zur Einbringung ins Arbeitshaus eine durchaus trefflich wirkende Maßnahme, deren Beibehaltung unbedingt in dieser oder jener Form auch nach Friedenseintritt anzustreben sein wird. Abgesehen von den Ersparnissen an Geld, Zeit und Belästigung der verschiedenen behördlichen richterlichen Instanzen, wirkt gerade die unbegrenzte Einweisung in das Arbeitshaus erfahrungsgemäß erzieherisch am besten.

Bis zum Schlusse des Berichtsjahres wurden 168 Männer und 5 Weiber aufgenommen."

Von ganz außergewöhnlicher Bedeutung für die Verhütung der Brandstiftungen wird auch die Bekämpfung der Trunksucht sein, da sie so oft indirekt Brandstiftungen in Gefolge hat. Erfreulicherweise stellt sich der Vorentwurf in allen Fällen selbstverschuldeter Trunkenheit auf den Standpunkt, daß ernste Gegenmaßregeln gegen die Handlungen

Betrunkener notwendig sind. Wenn allerdings auch der sinnlos Betrunkene vor Bestrafung verschont bleibt, so wird doch nicht wie im geltenden Recht darauf Verzicht geleistet, seiner Gemeingefährlichkeit auf anderem Wege ein Ende zu machen. Besonders wichtig erscheint die Möglichkeit, den Täter einer Heilbehandlung zu unterziehen, denn der **§ 43** V. E. lautet: „Ist eine strafbare Handlung auf Trunkenheit zurückzuführen, so kann das Gericht neben der Strafe dem Verurteilten den Besuch der Wirtshäuser auf die Dauer bis zu einem Jahre verbieten. Ist Trunkenheit festgestellt, so kann das Gericht, neben einer mindestens zweiwöchigen Gefängnis- oder Haftstrafe die Unterbringung des Verurteilten in eine Trinkerheilanstalt bis zu seiner Heilung, jedoch höchstens auf die Dauer von zwei Jahren anordnen, falls diese Maßregel erforderlich erscheint, um den Verurteilten wieder an ein gesetzmäßiges und geordnetes Leben zu gewöhnen. Auf Grund dieser Entscheidung hat die Landespolizeibehörde für die Unterbringung zu sorgen, sie ist befugt, den Untergebrachten im Falle seiner früheren Heilung auch vor dem Ablauf der bestimmten Zeit aus der Anstalt zu entlassen."

Sehr fraglich erscheint mir die Wirksamkeit des Wirtshausverbotes, es ist vielmehr zu befürchten, daß diese Maßnahme völlig wirkungslos sein wird und deshalb zu erwägen, ob nicht statt dieser nichtigen Maßregel zu der viel wirkungsvolleren Einweisung in die Trinkerheilanstalt gegriffen werden soll. Verfehlt dürfte auch die Bestimmung sein, daß nur dann die Unterbringung in eine Trinkerheilanstalt möglich ist, wenn das Gericht eine mindestens zweiwöchige Gefängnis- oder Haftstraße verhängt. Warum soll nicht auch bei kürzeren Gefängnis- oder Haftstrafen, wenn es nötig ist, der Heilversuch gemacht werden? Warum soll die Zuchthausstrafe ausgenommen sein? Gerade durch diese letztere Ausnahme würden die alkoholischen Brandstifter, die bekanntlich vielfach mit Zuchthaus bestraft werden, einer wirksamen Behandlung entzogen werden. Man wird deshalb Aschaffenburg recht geben müssen, wenn er die Einweisung in eine Trinkerheilanstalt überall da für notwendig hält, wo es die öffentliche Rechtssicherheit erfordert, unabhängig von allen sonstigen Maßregeln, Strafarten und Strafmaßen. Erfolgversprechend wäre vielleicht auch der Vorschlag Aschaffenburgs, die amerikanische Methode der bedingten Verurteilung mit gleichzeitiger Auferlegung der Verpflichtung zu völliger Enthaltsamkeit nachzuahmen. Bricht der Täter sein Versprechen völliger Enthaltsamkeit, so tritt sofort die Strafverbüßung ein, und es erfolgt die Einweisung in eine Trinkerheilanstalt. Da nun der Vorentwurf die Unterbringung in eine Trinkerheilanstalt auf höchstens 2 Jahre festsetzt, so schließe ich mich der Forderung Aschaffenburgs auf probeweise Entlassung an. Wird der Entlassene rückfällig, so soll nicht bis zur Verübung eines neuen Verbrechens gewartet, sondern die erneute Heilbehandlung oder die dauernde Unterbringung veranlaßt werden. Da die gesetzlichen Vorschriften keine ernsten Strafen für betrunkene Rechtsbrecher enthalten, so würde diese Maßnahme gerade bei rückfälligen periodisch betrunkenen Brandstiftern wirksam und auch berechtigt sein, weil die Gemeingefährlichkeit dieser Menschen im Alkoholrausch feststeht. Die rückfälligen Alkoholiker werden insofern übrigens auch im Kommissionsentwurf berücksichtigt, als dort den vor Ablauf von 2 Jahren Entlassenen durch die Landespolizeibehorde besondere Verpflichtungen auferlegt werden können. So können sie unter Schutzhaft gestellt, und es kann ihre Entlassung widerrufen werden, wenn sich herausstellt, daß der Zweck der Maßregel nicht erreicht wird (vgl. Ebermayer, Der Entwurf eines deutschen Strafgesetzbuches). Aschaffenburg wird allen diesen Gesichtspunkten durch folgende Fassung eines für die Straftaten Betrunkener bestimmten Paragraphen gerecht (S. 38, Bemerkungen zum Vorentwurf).

„Nicht strafbar ist, wer zur Zeit der Handlung infolge von Trunkenheit in einem Zustande von Bewußtseinsstörung sich befunden hat, durch den die Fähigkeit aufgehoben war, das Unrecht seiner Tat einzusehen oder dieser Einsicht gemäß zu handeln.

War die Fähigkeit durch die Trunkenheit nur erheblich beeinträchtigt, so wird die Strafe gemildert oder der Täter wird bedingt verurteilt unter Auferlegung der Verpflichtung zu völliger Enthaltsamkeit von alkoholischen Getränken auf eine Zeitdauer, die der Verjährungsfrist entspricht.

Der wegen Trunkenheit Freigesprochene oder zu milderer Strafe Verurteilte kann bis zu seiner Heilung in eine Trinkerheilanstalt eingewiesen werden, falls diese Maßregel erforderlich erscheint, um den Verurteilten wieder an ein gesetzmäßiges Leben zu gewöhnen.

Auf Grund dieser Entscheidung hat die Landespolizeibehörde für die Unterbringung zu sorgen. Die Dauer der Einweisung beträgt höchstens 2 Jahre und kann im Falle früherer Heilung verkürzt werden. Die Entlassung erfolgt stets nur probeweise. Bricht der probeweise Entlassene die Verpflichtung zu völliger Enthaltsamkeit von alkoholischen Getränken, so erfolgt sofort die Einweisung in die Trinkerheilstätte bis zu einer Dauer von höchstens 3 Jahren."

Manche Autoren sehen auch das Heil gegen die Gemeingefährlichkeit der Trinker in einer Trinkerzwangsgesetzgebung und in einer Bestrafung der Betrunkenheit, sowie einer Abgeltung des materiellen Schadens, den der Trinker angerichtet hat.

Bei der großen Beteiligung der Jugendlichen an dem Verbrechen der Brandstiftung, wird man im Interesse einer erfolgreichen Vorbeugung der Brandstiftungen auch ganz besonders die Jugend berücksichtigen müssen. Bei Kindern wird man für eine bessere Beaufsichtigung Sorge zu tragen haben. Neue Fingerzeige geben in dieser Hinsicht die Erfahrungen, die während des Krieges im Heimatsgebiet gesammelt wurden. In den Mitteilungen für die öffentlichen Feuerversicherungsanstalten[1]) finden sich folgende interessante Ausführungen:

„In der letzten Zeit sind auf dem Lande eine erhebliche Anzahl großer Brände, wobei größere Mengen landwirtschaftlicher Produkte vernichtet wurden, durch das Spielen der Kinder mit Streichhölzern verursacht worden. Es liegt im allgemeinen Interesse, daß hiergegen Vorkehrungen getroffen werden, nötigenfalls durch Zwangsmaßnahmen. Dazu würde gehören, daß in jeder Ortschaft ein Kinderhort für unbeaufsichtigte Kinder geschaffen wird. Ein geeigneter Raum hierzu dürfte sich überall finden, und weiter könnten die vaterländischen Frauenvereine weibliche Kräfte aus den nahegelegenen Ortschaften und Städten gewinnen, die es sich als einen freiwilligen Dienst für das Vaterland anrechnen, die Beaufsichtigung dieser Kinder zu übernehmen. Man sollte, wie die ‚Nordd. Allg. Ztg.' schreibt, diese ver-

---

[1]) 47. Jahrgang 1915 S. 228/229

dienstliche Tätigkeit in gleicher Weise belohnen, wie die Arbeit in der freiwilligen Krankenpflege. Ist geeignetes Aufsichtspersonal vorhanden — und das ist gewiß nicht allzu schwer zu beschaffen —, dann müßten die Eltern eventuell zwangsweise angehalten werden, ihre unbeaufsichtigten Kinder dem Kinderhort zuzuführen. Um welch große Gefahren es sich bei unbeaufsichtigten Kindern handelt, beweist die Tatsache, daß im Rhöndorf Lutter 8 Bauerngüter durch das Spielen der Kinder mit Streichhölzern eingeäschert sind. Aus derselben Ursache sind auch in Schlesien eine Reihe großer Brände entstanden. Es müssen hier schleunigst Vorkehrungen getroffen werden, und die Schwierigkeiten einer umfassenden Organisation sind sicherlich nicht unüberwindlich. Bedauerlich ist es, daß es erst eines Krieges und des Ablaufes einer Reihe von Kriegsmonaten bedurfte, um die Aufmerksamkeit der Öffentlichkeit auf die Verluste an Nationalvermögen infolge Brandstiftungen durch Kinder hinzulenken. Dankenswerterweise hat schon vor geraumer Zeit auf Anregung der Landfeuersozietäten des Herzogtums Sachsen das Generalkommando des IV. Armeekorps u. a. den Verkauf von Streichhölzern und Feuerwerkskörpern an Kinder verboten."

Hingewiesen sei auch auf folgenden Erlaß des Königlichen Bayerischen Staatsministeriums vom 10. Dezember 1914:

„Nach einer Statistik der Königlichen Versicherungskammer, Abteilung für Brandversicherung, haben sich die durch Kinder verursachten Brände seit Ausbruch des Krieges auffallend vermehrt, während die Zahl der sonstigen Brände in der gleichen Zeit nicht unerheblich zurückgegangen ist. So waren von 207 Brandfällen im August 24, von 204 im September 27, von 201 im Oktober 32 und von 25 in der gleichen Zeit vom 1. bis 23. November 3 durch Kinder entstanden.

Dies erklärt sich wohl daraus, daß die zur Bewirtschaftung der Anwesen zurückgebliebenen Arbeitskräfte, namentlich die Ehefrauen, sehr in Anspruch genommen sind und daß den Kindern deshalb nicht die erforderliche Aufsicht gewidmet werden kann.

Wenn auch die schwierigen Verhältnisse auf dem Lande nicht verkannt werden, so besteht doch abermals Anlaß, die Gemeindebehörden auf diesen Mißstand hinzuweisen und sie wiederholt anzuhalten, daß für die tunlichste Beaufsichtigung der Kinder durch ältere Personen oder durch größere verständigere Kinder, allenfalls gemeinsam für mehrere oder alle Kinder in geeigneten Räumen, Sorge getragen wird."

Als Verhütungsmaßnahme gegen Brandstiftungen durch Kinder würde also die Einrichtung großzügiger Beaufsichtigungsorganisationen, besonders auf dem Lande, vorzuschlagen sein, die den charitativen Bestrebungen der Frauenbewegung besonders zur Zeit der Ernte ein weites und dankbares Feld darbieten werden. Die schon vor dem Kriege gesammelten Erfahrungen und die von Schmidt-Monnard und Suck[1]) geschilderten Fürsorgebestrebungen für die Jugend werden nach den praktischen Lehren, die uns der Krieg gegeben hat, vielleicht manche Erweiterungen erfahren müssen.

---

[1]) Sozialhygiene von Dr. med. Th. Weyl. Jena, Gustav Fischer, 1904.

Was nun diejenigen anbetrifft, die zu verwahrlosen drohen oder schon verwahrlost sind, so wird man sie mit möglichster Ausschaltung einer Bemakelung durch Strafe einer staatlich überwachten Erziehung unterwerfen müssen. Hervorzuheben ist hier der § 360 des Entwurfes zur Strafprozeßordnung, nach dem die Staatsanwaltschaft gegen die Jugendlichen keine öffentliche Klage erheben soll, wenn Erziehungs- und Besserungsmaßregeln einer Bestrafung vorzuziehen sind. Auch der Entwurf zum Strafgesetzbuch kennt den Ersatz der Strafe durch Erziehungsmaßnahmen, wenn die Tat hauptsächlich als Folge mangelhafter Erziehung anzusehen ist. Der beiden Entwürfen zugrunde liegende Gedanke würde eine gangbare Brücke zur praktischen Anwendung des am 2. Juli 1900 geschaffenen preußischen Fürsorgeerziehungsgesetzes darstellen. Dringend wünschenswert ist eine weitere individuelle Ausgestaltung der Fürsorgeerziehung nach ärztlichen Gesichtspunkten, zumal, da sich unter den der Fürsorge Anheimfallenden eine Anzahl Jugendlicher mit krankhafter Seelenentwickelung finden, die bekanntlich besonders zur Brandstiftung neigen. Leider kamen nach Mönkemöller[1]) bei uns die meisten Kinder erst dann in Fürsorgeerziehung, wenn sie schon kriminell geworden sind. Die vornehmste Aufgabe des Fürsorgeerziehungsgesetzes, die Verhütung der Verwahrlosung, wird demnach oft nicht erfüllt. Erfreulicherweise ist hier ein Wandel geschaffen worden, da nach dem am 7. Juli 1915 erlassenen Gesetz betreffend die Abänderung des Gesetzes über die Fürsorgeerziehung Minderjähriger vom 2. Juli 1900 ein Einsetzen der Fürsorgeerziehung zur Verhütung der Verwahrlosung erreicht werden kann. Bei Kindern, die unter schlechtem Einfluß stehen, kann die Gefahr der Gemeingefährlichkeit auch nach der Richtung der Brandstiftung hin, neben der Anstaltsunterbringung durch Aufnahme in geeignete Familien aufgehoben oder doch wenigstens gemindert werden. Wird der Jugendliche verurteilt, so kommen ihm demnächst die Bestimmungen über die verminderte Zurechnungsfähigkeit zugute, die ihm das Zuchthaus und den Verlust der bürgerlichen Ehrenrechte ersparen.

Hinsichtlich der Bestrafung der jugendlichen Brandstifter muß darauf Bedacht genommen werden, daß der Jugendliche durch die Strafmaßnahmen sittlich nicht ungünstig beeinflußt wird. Er muß demnach in besonderen für Jugendliche bestimmten Anstalten untergebracht werden, die in ihrer Organisation selbstverständlich auf die erzieherische Seite ihrer Aufgabe besonders eingerichtet sein müssen, ein Grundsatz, der in den deutschen Gefängnissen immer mehr durchgeführt wird[2]). In den Vorschlägen zu einem Entwurf eines Reichsgesetzes über den Vollzug der gerichtlich erkannten Freiheitsstrafen, aufgestellt auf Grund eines Beschlusses des Vereins der deutschen Strafanstaltsbeamten in einer Kommission von Mitgliedern des Vereinsausschusses[3]), finden die Jugendlichen im § 8 folgende sachgemäße Berücksichtigung: „An Jugendlichen sind die Freiheitsstrafen in besonderen, für sie ausschließlich bestimmten Anstalten oder völlig getrennten Abteilungen zu vollstrecken. Dabei sind erstmalig bestrafte Jugendliche von erheblich vorbestraften Jugendlichen voll-

[1]) Vgl. Mönkemöller, Die kindliche Kriminalität in der Fürsorgeerziehung. Vierteljahrsschr. f. gerichtl. Med. 1916, Heft 4.

[2]) Pollitz, Strafe und Verbrechen. B. G. Teubner 1910, S. 128ff.

[3]) Heidelberg, Karl Winters Univ.-Buchhandl., 1911.

ständig zu trennen. Die vermindert zurechnungsfähigen Jugendlichen können von den vollständig Zurechnungsfähigen abgesondert werden. In dieser Hinsicht wird besonders auf die vorbildliche Individualisierung im Jugendgefängnis zu Wittlich[1]), auf das von Kriegsmann[2]) warm empfohlene Progressivsystem und die besonders auch in erzieherischer Hinsicht erfolgreiche Tätigkeit der Jugendgerichte verwiesen. Nach § 366 des Entwurfes zur Strafprozeßordnung kann die Vormundschaftsbehörde den Jugendlichen für eine bestimmte Frist unter die Aufsicht eines Fürsorgers stellen. Nicht mit Unrecht verlangt die Strafrechtskommission gegenüber dem Vorentwurf, daß jugendliche Personen, und zwar sowohl verurteilte wie wegen mangelnder Einsicht freigesprochene durch Beschluß des Gerichtes bis zur Dauer von 2 Jahren, jedoch nicht über das 20. Lebensjahr hinaus, unter Schutzaufsicht gestellt werden. Dringend wünschenswert ist endlich die beabsichtigte Heraufsetzung der unteren Strafmündigkeitsgrenze auf das 14. Lebensjahr.

Da nun die Brandstiftung so besonders häufig von jugendlichen Menschen begangen wird, so wäre es wünschenswert, daß schon in der Schule bei der allgemeinen Bürgerkunde die Kinder auf die Gemeingefährlichkeit der Brandstiftung und auf die hohen Strafen, mit denen sie bedroht ist, aufmerksam gemacht werden. Kaufmann[3]) hebt hervor, daß er gerade von Brandstiftern besonders häufig die Antwort erhalten habe: „Ich wußte nicht, daß das so streng bestraft wird.“

Die bislang besprochenen Fälle verlangen wegen Geisteskrankheit, psychopathischer Minderwertigkeit, Alkoholismus und Jugend bei den Bekämpfungsmaßnahmen je nach der Persönlichkeit eine besondere Berücksichtigung. Während bei ihnen entsprechend ihrer kriminalpsychologischen Eigenart, bei der sich Beweggründe und Ursachen des Verbrechens als das Ergebnis einer besonders veranlagten und beeinflußten Persönlichkeit herausstellen, im wesentlichen prophylaktische und individualisierende Maßnahmen mehr im Sinne der Präventive erforderlich sind, wird die Kriminalpolitik auf die Gesunden und Volljährigen durch das Mittel der Repression einwirken. Bei ihnen sucht sie durch die Bestrafung das Verbrechen der Brandstiftung zu bekämpfen.

Auf eine vergleichende geschichtliche Darstellung der Beziehungen des Strafrechts zu dem Verbrechen der Brandstiftung wird verzichtet, da uns noch in jüngster Zeit Giese in seiner Arbeit: Das Wesen der Brandstiftung in geschichtlicher Entwicklung[4]) an der Hand zahlreicher Quellenstudien mit den wechselvollen Anschauungen über die Bedeutung dieses Deliktes bekannt gemacht hat.

Das gegenwärtige Recht behandelt die Brandstiftung unter den gemeingefährlichen Verbrechen und Vergehen im 27. Abschnitt des RStGB. Die in Frage kommenden §§ 306—311 sind nachstehend im Wortlaut wiedergegeben:

§ 306.

Wegen Brandstiftung wird mit Zuchthaus bestraft, wer vorsätzlich in Brand setzt:

---

[1]) Többen, Über die individualisierende Behandlung der vermindert Zurechnungsfähigen im Strafvollzug. Zeitschr. f. Medizinalbeamte 1915, Heft 6.

[2]) Kriegsmann, Einführung in die Gefängniskunde.

[3]) Kaufmann, Die Psychologie des Verbrechens. Berlin, Springer, 1912.

[4]) Rostocker Inaug.-Dissert. Altona 1911.

1. ein zu gottesdienstlichen Versammlungen bestimmtes Gebäude;
2. ein Gebäude, ein Schiff oder eine Hütte, welche zur Wohnung von Menschen dienen, oder
3. eine Räumlichkeit, welche zeitweilig zum Aufenthalt von Menschen dient, und zwar zu einer Zeit, während welcher Menschen in derselben sich aufzuhalten pflegen.

§ 307.

Die Brandstiftung (§ 306) wird mit Zuchthaus nicht unter 10 Jahren oder mit lebenslänglichem Zuchthaus bestraft, wenn

1. der Brand den Tod eines Menschen dadurch verursacht hat, daß dieser zur Zeit der Tat in einer der in Brand gesetzten Räumlichkeiten sich befand;
2. die Brandstiftung in der Absicht begangen worden ist, um unter Begünstigung derselben Mord oder Raub zu begehen oder einen Aufruhr zu erregen, oder
3. der Brandstifter, um das Löschen des Feuers zu verhindern oder zu erschweren, Löschgerätschaften entfernt oder unbrauchbar gemacht hat.

§ 308.

Wegen Brandstiftung wird mit Zuchthaus bis zu 10 Jahren bestraft, wer vorsätzlich Gebäude, Schiffe, Hütten, Bergwerke, Magazine, Warenvorräte, welche auf dazu bestimmten öffentlichen Plätzen lagern, Vorräte von landwirtschaftlichen Erzeugnissen oder von Bau- oder Brennmaterialien, Früchte auf dem Felde, Waldungen oder Torfmoore in Brand setzt, wenn diese Gegenstände entweder fremdes Eigentum sind oder zwar dem Brandstifter eigentümlich gehören, jedoch ihrer Beschaffenheit und Lage nach geeignet sind, das Feuer einer der im § 306 Nr. 1—3 bezeichneten Räumlichkeiten oder einem der vorstehend bezeichneten fremden Gegenstände mitzuteilen.

Sind mildernde Umstände vorhanden, so tritt Gefängnis nicht unter 6 Monaten ein.

§ 309.

Wer durch Fahrlässigkeit einen Brand der in den §§ 306 und 308 bezeichneten Art herbeiführt, wird mit Gefängnis bis zu einem Jahre oder mit Geldstrafe bis zu 900 M. und, wenn durch den Brand der Tod eines Menschen verursacht worden ist, mit Gefängnis von einem Monat bis zu 3 Jahren bestraft.

§ 310.

Hat der Täter den Brand, bevor derselbe entdeckt und ein weiterer als der durch die bloße Inbrandsetzung bewirkte Schaden entstanden war, wieder gelöscht, so tritt Straflosigkeit ein.

§ 311.

Die gänzliche oder teilweise Zerstörung einer Sache durch Gebrauch von Pulver oder anderen explodierenden Stoffen ist der Inbrandsetzung der Sache gleichzuachten.

Der § 325 RStGB. besagt, daß neben der in den §§ 306—308 und 311 erkannten Zuchthausstrafe auch auf Zulässigkeit von Polizeiaufsicht erkannt werden kann.

Zur Vervollständigung wird auch noch auf den § 265 RStGB. verwiesen, welcher zwei Mischtatbestände behandelt und zwar neben dem Seeversicherungsbetrug den sogenannten Brandversicherungsbetrug.

Ganz kurz soll nur erwähnt werden das preußische Gesetz über das Mobiliar-Feuerversicherungswesen vom 8. Mai 1837, welches betrügerischen Brandstiftungen vorbeugen will. Viele, jedoch keineswegs alle seiner Bestimmungen sind durch die Reichsgesetze vom 12. Mai 1901 und vom 30. Mai 1908 über die privaten Versicherungsunternehmungen und über den Versicherungsvertrag beseitigt oder haben ihre Bedeutung verloren. Die §§ 1, 2, 20 gelten infolge des Reichsgesetzes vom 30. Mai 1908 nicht mehr, bis auf § 1 Abs. 2, der noch in Geltung ist.

Auch andere Bundesstaaten hatten ähnliche nicht mehr geltende Bestimmungen in ihre Landesgesetzgebung aufgenommen, auf die jedoch nicht näher eingegangen werden kann.

Bei einer Kritik des geltenden Rechtes will ich mich nur mit dem deutschen Strafgesetzbuch beschäftigen. Dem geltenden Strafrecht eigentümlich ist:

1. Daß das Strafgesetzbuch nicht sowohl auf die wirkliche als die mögliche Gefahr für die Person sieht, indem es als Gegenstand der lebensgefährlichen Brandstiftung bestimmte Räumlichkeiten für Wohnung und Aufenthalt namhaft macht und deren Inbrandsetzung, gleichviel ob sie eigene oder fremde sind, als schwere Brandstiftung straft, auch wenn im gegebenen Falle eine Lebensgefahr oder Gefahr für fremdes Eigentum nicht vorhanden war, und selbst dann, wenn sich der Täter dieses Umstandes bewußt war (§ 306);

2. daß es bei gewissen Sachen (vgl. § 308) die Inbrandsetzung als einfache Brandstiftung schon deshalb straft, weil sie fremdes Eigentum sind, ohne Rücksicht auf Gefahr für die Person. Gehörten dagegen diese Sachen dem Brandstifter selbst, so muß ersichtlich sein, daß sie ihrer Beschaffenheit und Lage nach geeignet waren, das Feuer einem der in Nr. 1 und 2 bezeichneten Brandstiftungsobjekte mitzuteilen (mittelbare Brandstiftung).

Aus der Festsetzung bestimmter Brandstiftungsobjekte ergibt sich endlich,

3. daß die Inbrandsetzung anderer Gegenstände (z. B. Mobilien) auch der Objekte des § 308, sofern sie dem Täter gehören und durch ihre Beschaffenheit und Lage zur Übertragung des Feuers nicht geeignet sind, trotz wirklicher Gefahr für die Person anderer nicht als Brandstiftung strafbar ist.

Die Begründung des im Jahre 1909 auf Anordnung des Reichsjustizamtes veröffentlichten Vorentwurfes fällt über den jetzt geltenden Tatbestand des Deliktes der Brandstiftung folgendes Urteil: „Der Tatbestand, wie er sich aus dem § 306 und 308 ergibt, ist teils zu weit und teils zu eng, oder lückenhaft. Er findet Anwendung auf Fälle, die den Vorstellungen nicht entsprechen, welche bei Aufstellung der Strafdrohungen maßgebend waren, und er umfaßt andererseits Fälle nicht, die gleich strafbar erscheinen und nunmehr straflos bleiben oder anderen erheblich milderen Strafbestimmungen unterliegen[1])." Dieser absprechenden Beurteilung muß ich mich anschließen und füge auf Grund der vorhergegangenen Ausführungen und entsprechend einer mir durch Professor E. Rosenfeld-Münster gegebenen Anregung hinzu, daß gegenüber dem jetzigen rein kasuistischen Aufbau eine allgemeinere Fassung der Brandstiftungsobjekte zu verlangen und gegenüber der heutigen Formulierung, die über die Gemeingefährlichkeit der Handlungsweise schweigt, das Erfordernis konkreter Gemeingefahr aufzustellen wäre. Dadurch, daß die Gemeingefahr nur Motiv des Gesetzgebers ist und im Einzelfall gar nicht nachgewiesen zu werden braucht, gewinnt die Brandstiftung des positiven Rechts in mehreren Fällen den Charakter eines bloßen Polizeideliktes; in anderen stellt sie sich nur als erschwerte Sachbeschädigung dar. Stellte man den Tatbestand stets auf die wirkliche Gemeingefahr ab, so würde einerseits eine ungerechtfertigte Ausdehnung der schweren Strafen auf ganz leichte Fälle und andererseits eine allzu große Beschränkung des Tatbestandes gemeingefährlicher Brandstiftung infolge der Aufzählung der Einzelobjekte verhütet werden. Diesen Fehler vermeiden der Vorentwurf und Gegenentwurf, indem sie unter Aufgabe der Kasuistik und der Unterscheidung zwischen eigenen und fremden Sachen die Herbeiführung von Gefahr für Menschenleben oder fremdes Eigentum verlangen. Der § 189 des Vorentwurfes sagt: „Wer vorsätzlich einen Brand und dadurch Gefahr für Menschenleben oder in bedeutendem Umfange für fremdes Eigentum herbeiführt, wird mit Zuchthaus bestraft.

War durch die Handlung nur fremdes Eigentum gefährdet und ist der entstandene Schaden gering, oder sind andere mildernde Umstände vorhanden, so ist auf Gefängnis nicht unter 3 Monaten zu erkennen. In besonders schweren Fällen ist die Strafe Zuchthaus nicht unter 5 Jahren oder lebenslängliches Zuchthaus.

Ist die Handlung aus Fahrlässigkeit begangen, so tritt Gefängnis bis zu 3 Jahren, oder Haft, oder Geldstrafe bis zu 5000 M. ein."

Vielleicht noch verständlicher bringt der Gegenentwurf die konkrete Gefahr zum Ausdruck, wie der § 205 beweist:

„Wer durch Verursachung eines Brandes das Leben eines anderen oder in bedeutendem Umfange fremde Sachen gefährdet, wird mit Zuchthaus bis zu 10 Jahren bestraft. Ist die Handlung fahrlässig begangen, so ist die Strafe Gefängnis oder Geldstrafe bis zu 10 000 M."

Dagegen kehrt der Entwurf eines deutschen Strafgesetzbuches nach den Beschlüssen der Strafrechtskommission wieder zur Unterscheidung zwischen fremden und eigenen Sachen und zur Einzelaufzeichnung der Sachschäden zurück, indem er Gebäude, sonstige zur Wohnung oder zum Aufenthalt von Menschen dienende Gebäulichkeiten, Schiffe, Bergwerke, Vorräte von Waren oder Bodenerzeugnisse, Waldungen, Heiden, Felder und Moore als Brandobjekte nebeneinanderreiht. Wer solche Sachen, wenn sie fremde sind, vorsätzlich in Brand steckt, soll mit Zuchthaus, bei mildernden Umständen mit Gefängnis nicht unter 3 Monaten bestraft werden ohne Rücksicht, ob durch den Brand Gefahr für

[1]) S. 603.

Menschenleben oder fremdes Eigentum eintritt. Gehörten dagegen die betreffenden Sachen dem Täter, so soll Bestrafung nur beim Nachweise des Eintritts der vorerwähnten Gefährdung erfolgen. Ist infolge der Handlung der vom Täter voraussehbare Tod eines Menschen eingetreten, so kann auf lebenslanges Zuchthaus erkannt werden, bei besonders schweren Fällen auch ohne Todesfolge ist die Strafe Zuchthaus nicht unter 5 Jahren.

Diese Fassung des sogenannten Kommissionsentwurfes stellt gegenüber dem Vor- und Gegenentwurf einen Rückschritt dar, weil der durch Vor- und Gegenentwurf erreichte Gewinn der Betonung der konkreten Gemeingefahr gänzlich verloren geht und die Brandstiftung sogar in weiterem Umfang als nach dem geltenden Strafgesetzbuch nur als eine erschwerte Sachbeschädigung behandelt wird. Der erwähnte Rückschritt wird nicht wett gemacht durch die an sich richtige Konsequenz, daß der Inbrandsetzung eigener Sachen das ihr heute nach StrGB. § 306 eventuell anhaftende Gepräge der bloßen Polizeiwidrigkeit genommen wird. So würde z. B. ein Landwirt, der sein alleinstehendes Haus in Brand steckt, nach dem Kommissionsentwurf nicht strafbar sein, wenn nicht etwa der Eintritt der Gefährdung von Menschenleben oder fremdem Eigentum nachgewiesen werden könnte. Dieser Fall würde nach geltendem Recht § 306 Ziffer 2 oder 3 dann bedingungslos strafbar sein, wenn es sich um Wohngebäude oder um Räumlichkeiten zum Aufenthalte von Menschen während der gewöhnlichen Zeit solchen Aufenthaltes handelte. Nach § 308 dagegen ist die Inbrandsetzung anderer eigener Gebäude nur bei einer gewissen Form gemeiner Gefahr strafbar. Diese letztere Art der Normierung wird im Kommissions-, wie auch sogar für fremde Sachen schon im Vor- und im Gegenentwurf verallgemeinert (gleichzeitig unter genereller Fassung des Erfordernisses gemeiner Gefahr). Diese Art der Behandlung von Brandstiftung an eigenen Sachen ist nach einer mir von Rosenfeld zugegangenen Mitteilung auch gerechtfertigt. Besteht im Einzelfalle gar keine Gefahr für fremdes Leben oder Eigentum, so liegt eine an sich erlaubte Selbstschädigung vor. Wollte aber der Eigentümer den an sich rechtlich gleichgültigen Brand, den er selbst verursacht hat, zum Schaden einer Versicherungsgesellschaft ausbeuten, so genügte für den Schutz dieser bedrohten Vermögensinteressen die Bestrafung des Brandversicherungsbetruges vollauf. Nicht anders ist es ja bei versicherten Mobilien, die der Eigentümer selbst ansteckt: das stellt höchstens Versicherungsbetrug dar, nach geltendem Recht, wie nach allen drei Entwürfen[1]).

Es ist dringend zu fordern, daß die Brandstiftung im neuen Strafgesetzbuch als konkretes Gefährdungsdelikt zu behandeln ist.

Dagegen ist der Kommissionsentwurf insofern glücklicher gewesen, als er die wichtige Neuerung des § 83 des Vorentwurfs, nach welchem in besonders leichten Fällen die Strafe nach freiem Ermessen des Richters gemildert und da, wo dies im Gesetz ausdrücklich zugelassen ist, von einer Strafe überhaupt abgesehen werden kann, nach unwesentlichen redaktionellen Änderungen beibehält. Danach liegt ein besonders leichter Fall vor, wenn die Folgen der Tat unbedeutend sind und der verbrecherische Wille des Täters so gering und nach den Umständen so entschuldbar erscheint, daß die Anwendung auch der geringsten gesetzlich angedrohten Strafe eine unbillige Härte enthalten würde. Durch Einräumung

[1]) Auch diese letzteren Ausführungen verdanke ich Prof. Rosenfeld.

dieser Möglichkeit wird dem individualisierenden Grundsatz Rechnung getragen, daß nicht nur die Tat, sondern auch der Täter entsprechend der Eigenart seiner Persönlichkeit zu berücksichtigen ist. Der rein psychologische Teil meiner Arbeit hat ergeben, daß bei ganz vereinzelten Fällen von Brandstiftung der verbrecherische Wille des Täters in der Tat sehr gering und auch den Umständen nach, wie z. B. beim Heimweh der Jugendlichen, entschuldbar erscheint. Allerdings werden die Folgen der Tat bei der großen Gemeingefahr der Brandstiftung wohl nur in Ausnahmefällen unbedeutend sein. Ein gänzliches Absehen von Strafe wird durch die Entwürfe bei vollendeter Brandstiftung nicht zugelassen, wohl aber bei versuchter.

Eine große Bedeutung für die Bekämpfung der Brandstiftung hat naturgemäß auch die Kriminalistik, die sich mit der besseren Kenntnis der Methode der Verbrechen und mit der richtigen Erforschung des Tatbestandes beschäftigt. Die rechtzeitige Erkennung der Brandstiftung ist um so wichtiger, als der Brandstifter infolge der modernen Technik und Chemie neue Hilfsmittel erhalten hat und dadurch seine Gefährlichkeit um so größer geworden ist. Infolgedessen müßten die wertvollen Arbeiten von Hans Groß[1]), von Weingart[2]), von Medem[3]), von Wulffen[4]) und von Schwartz[5]) mehr Berücksichtigung finden, zumal, da sie eingehende Anleitungen zur Ermittlung von Brandursachen geben. Schwartz weist nicht mit Unrecht darauf hin, daß durch größeren Aufwand von Arbeit und Geld die Erforschung von Brandursachen wesentlich gefördert und dadurch ein Rückgang der Brände und Brandstiftungen zu erzielen sei. Man sollte sich deshalb nicht mit der herkömmlichen Aufnahme des Tatbestandes nach § 10 der StPO. begnügen, sondern die Ermittlung nur solchen Personen übertragen, die über eine fachtechnische Schulung und Sonderkenntnisse verfügen. Vor allem sollten in schwierigen Fällen die gerichtlichen Branduntersuchungen nur unter Zuziehung von geeigneten Sachverständigen und Fachmännern wie Feuerwehroffizieren, erfahrenen Inspektoren der Feuerversicherungsanstalten und Chemikern, welche sich das Gebiet von Feuersgefahr und Feuerschutz zum Studium erwählt haben, geführt werden. Dann wird auch eine Unterweisung der Kriminalisten und Polizeiorgane über die psychologisch oft höchst komplizierten Beweggründe und Gedankengänge der Brandstifter und ihren Geisteszustand durch Psychiater notwendig sein. Die notwendigste Forderung aber ist die bei der erwiesenen großen Vielgestaltigkeit des Geisteszustandes der Brandstifter eigentlich selbstverständliche möglichst häufige Heranziehung eines psychiatrisch geschulten Facharztes zur Begutachtung eines Angeklagten, der des Verbrechens der Brandstiftung bezichtigt wurde. Seine Tätigkeit wird besonders dann dem Richter unentbehrlich sein, wenn bei häufiger Wiederholung desselben Verbrechens jeder dem Laien erkennbare vernünftige Beweggrund, der

---

[1]) Handbuch für Untersuchungsrichter 1908.

[2]) Handbuch für das Untersuchen von Brandstiftungen. Leipzig, Duncker & Humblot, 1895.

[3]) Instruktion und Fragebogen für Brandstiftungs- und Selbstentzündungsuntersuchungen. Greifswald, Abel, 1904.

[4]) Formularbuch für Brandstiftungsuntersuchungen. Merseburg 1907.

[5]) Brandursachen. München, Druck u. Verlag von F. L. Jung.

vielfach erst durch eine genaue ärztliche Untersuchung aufzudecken ist, zu fehlen scheint. Von Wichtigkeit wäre auch eine Belehrung der zur Ermittlung der Brandursachen berufenen Organe über die komplizierten zivilrechtlichen Beziehungen und Folgen der Brandstiftungen, wie sie von Dr. iur. Oskar Nissen[1]) in seiner 1914 erschienenen Arbeit in einzelnen Kapiteln, z. B. in dem ersten Teil unter der Überschrift: „Der Einfluß vorsätzlicher oder grobfahrlässiger Herbeiführung des Versicherungsfalles durch einen Abkömmling auf die Leistungspflicht des Versicherers" behandelt werden.

Die nachstehende Schilderung soll die besondere zivilrechtliche Bedeutung der Brandstiftungen an einem praktischen Fall erläutern:

Im Jahre 1904 brannte in N. das im Eigentum des damaligen Ackerwirts W. S. stehende Wohnhaus nieder. S. erhielt von der Westfälischen Provinzial-Feuer-Sozietät, bei der er gegen Brandschaden versichert war, eine Entschädigung von 7115 M.

Da er verdächtig war, sein Haus selbst vorsätzlich in Brand gesteckt zu haben, wurde ein Strafverfahren gegen ihn eingeleitet, das zunächst im Juni 1905 zu seiner Verurteilung wegen vorsätzlicher Brandstiftung zu Zuchthausstrafe führte.

Inzwischen klagte die Westfälische Provinzial-Feuer-Sozietät gegen S. und dessen inzwischen angeheiratete Ehefrau, der S. sein Vermögen übertragen hatte, auf Rückzahlung des Versicherungsbetrages. Die Eheleute S. wurden auch durch Teilurteil des Landgerichts P. vom 13. Oktober 1905 verurteilt, an die Sozietät 7115 M. nebst Zinsen zu zahlen. Späterhin wurde die Wiederaufnahme des Strafverfahrens gegen S. zugunsten des Verurteilten angeordnet, weil Umstände hervorgetreten waren, die dafür sprachen, daß S. die Brandstiftung in einem seine freie Willensbestimmung ausschließenden Zustande krankhafter Störung der Geistestätigkeit begangen hatte. Der leitende Arzt der Irrenabteilung der Strafanstalt zu X., wohin S. zur Beobachtung seines Geisteszustandes übergeführt worden war, berichtete in seinem am 30. März 1907 erstatteten Gutachten, daß die erhaltene Besonnenheit und das anscheinend folgerichtige Denken und Handeln nicht als Beweismittel gegen das Vorliegen von Geistesstörung zur Zeit der Straftat angeführt werden könnten, da auch jetzt bei dem Erkrankten Orientierung und Besonnenheit ungetrübt und das Gedächtnis ausgezeichnet sei. S. habe schon zur Zeit der Straftat an chronischer Verrücktheit gelitten, und damit seien die Voraussetzungen des § 51 StGB. gegeben, auch wenn ein psychologischer Zusammenhang zwischen der Straftat und den Wahnvorstellungen nicht erweislich sei. Das Medizinalkollegium trat diesem Gutachten bei und führte im besonderen noch aus, daß bei S. auf dem Boden der psychopathischen Belastung seit dem Jahre 1903 eine immer mehr hervorgetretene psychische Veränderung zu bemerken sei, die durch Haltlosigkeit, unstetes Wesen, Eigendünkel, triebartiges Handeln und Defekte auf dem moralisch ethischen und intellektuellen Gebiete sich kenntlich machte und von verschiedenen Zeugen auch erkannt worden sei. Wie groß seine Urteilslosigkeit wäre, ergebe sich nicht

[1]) Ein Beitrag zur Lehre von der Feuerversicherung von Sachen, die zum Gesamtgut einer fortgesetzten Gütergemeinschaft gehören. Bergedorf, Hans Köster Verlag, 1914. Münstersche Dissertation. Referent Prof. W. Jacobi, Korreferent Prof. Dr. Hiß.

nur aus der Tatsache, daß er ein erst sechzehnjähriges Mädchen heiratete und diesem seine ganze Selbständigkeit opfernd, sein gesamtes Vermögen schon vor der Ehe unter Verzichtleistung auf Verwaltung und Nießbrauch übertragen hätte, sondern auch aus seinen Äußerungen, die er kurze Zeit vor der Tat den Zeugen gegenüber gemacht habe. Die Wiederaufnahme des Verfahrens führte zur rechtskräftigen Freisprechung. S. wurde hierauf entmündigt und einer Heilanstalt überwiesen. Der dem S. zugeteilte Vormund erhob gegen das Urteil vom 13. Oktober 1905 die Nichtigkeitsklage und beantragte, die Feuer-Sozietät zu verurteilen, dem Kläger den Betrag von 7115 M. nebst Zinsen zu erstatten, da S. bereits zur Zeit des Erlasses des angefochtenen Urteils geisteskrank gewesen und als Geisteskranker einen Vormund hätte haben müssen, also im Prozeß nicht ordentlich vertreten gewesen sei. Die Feuer-Sozietät bestritt, daß S. zur Zeit des Erlasses des angefochtenen Urteils derart geisteskrank gewesen sei, daß er nicht in der Lage gewesen wäre, einen Prozeßbevollmächtigten zu bestellen und machte ferner geltend, daß S., selbst wenn er am Tage der Bevollmächtigung seines Vertreters geisteskrank gewesen sei, dennoch aus § 829 BGB. subsidiär haften würde, da ein aufsichtspflichtiger Dritter, von dem die Beklagte Ersatz ihres Schadens hätte verlangen können, nicht vorhanden gewesen sei, sodaß die Aufhebung des Urteils ausgeschlossen wäre. Die Feuer-Sozietät führte weiter aus, bei dem zum Unterhalt mehr wie ausreichenden Vermögen des S. entspreche es der Billigkeit, daß eine Feuerversicherung keinen Schaden ersetze, der weder durch Fahrlässigkeit noch durch Zufall entstanden sei. Das Oberlandesgericht, vor dem die Klage am 3. März 1911 verhandelt wurde, führte in den Entscheidungsgründen aus, es ergebe sich aus den gegen S. erstatteten vorstehend erwähnten Gutachten, daß S. sich zur Zeit der von ihm begangenen Brandstiftung in einem die freie Willensbestimmung ausschließenden Zustande krankhafter Störung der Geistestätigkeit befunden habe, und daß dieser Geisteszustand seiner Natur nach kein vorübergehender wäre. S. sei also auch zur Zeit der Bevollmächtigung seines Prozeßbevollmächtigten geisteskrank und daher im Sinne des § 104 Absatz 2 BGB. geschäftsunfähig gewesen. Das angefochtene Urteil wurde für nichtig erklärt und die Feuer-Sozietät verurteilt, da der Kläger für den von ihm angerichteten Schaden nicht verantwortlich sei, die erhaltene Summe zurückzuzahlen. Die Feuer-Sozietät machte jedoch unter Berufung auf § 289 BGB. geltend, daß der Kläger, falls er gemäß § 827 BGB. für den von ihm angerichteten Schaden nicht verantwortlich sei, den Schaden insoweit nicht ersetzt verlangen könne, als es der Billigkeit insbesondere in Anbetracht seiner Vermögensverhältnisse entspreche. Das Vermögen des S., der keine gesetzlichen Unterhaltspflichtigen habe, sei ausreichend, und andererseits sei ein aufsichtspflichtiger Dritter, von dem Ersatz des angerichteten Schadens verlangt werden könnte, nicht vorhanden. Dem erkennenden Gericht erschien das Verlangen der zum wenigsten teilweisen Tragung des Schadens seitens des S. gerechtfertigt und es erkannte daher den Anspruch des S. nur in Höhe von 2500 M. an.

Dieser Sachverhalt dürfte geeignet sein, auch den gerichtsärztlich tatigen Mediziner zur Durchsicht der Dissertation Nissens anzuregen, zumal da eine Kenntnis der Feuerversicherungsgesetze und der zivilrechtlichen Beziehungen der Brandstiftungen geeignet ist, das Verständnis für die große Bedeutung psychiatrischer Gutachten, besonders auch nach der wirtschaftlichen Seite hin, zu fördern und zu vertiefen.

Schlußwort.

Die in vorstehender Arbeit dargebotenen Beiträge zur Psychologie und Psychopathologie der Brandstifter beabsichtigen den Nachweis zu erbringen, daß im Hinblick auf die ungeheuere Wertvernichtung, welche die Brandstiftung im Gefolge hat, gerade unter den gegenwärtigen außergewöhnlichen Zeitverhältnissen und wegen der durch sie bedingten Neuorientierung auch in der Frage der Verhütung und Bekämpfung dieses gemeingefährlichen Verbrechens neue und schwere Arbeit notwendig ist.

Sollten ihre Ergebnisse dem Gemeinwohl einigen Nutzen bringen, so würden sie zugleich auch den schönen Zweck erfüllen, der zur Bekämpfung der Brandstiftung gegebenen Anregung des verdienten, leider zu früh verstorbenen Kriminalisten Hans Groß entsprochen zu haben, der er kurz vor seinem Tode in den temperamentvollen Worten Ausdruck gab: „Neue Zeit bringt neue Arbeit, und vorwärts hilft nur, wer ihre Notwendigkeit einsieht.“

GPSR Compliance

The European Union's (EU) General Product Safety Regulation (GPSR) is a set of rules that requires consumer products to be safe and our obligations to ensure this.

If you have any concerns about our products, you can contact us on ProductSafety@springernature.com

In case Publisher is established outside the EU, the EU authorized representative is:

Springer Nature Customer Service Center GmbH
Europaplatz 3
69115 Heidelberg, Germany

Batch number: 10855257

Printed by Printforce, the Netherlands